JN033301

体のねじれを整えれば、
突然の激しい不安は解消できる！

パニック障害は「脳の酸欠」が原因だった

滝本久栄
Hisae Takimoto

現代書林

はじめに

私は長年にわたり、たくさんの患者さんの不調と向き合ってきました。多くは腰痛や肩の痛みやひざ、股関節の痛みなど、痛みを訴えるものですが、なかには原因不明の難病や、病院では治すことができないようなむずかしい症状もあります。

そのむずかしい病気の一つが、パニック障害です。本書を手に取られた方も、もしかしたらこの病気に苦しまれていて、ワラにもすがるような気持ちで本書を読んでくださっているのかもしれませんね。

パニック障害の原因は、わかっていないそうです。でも、病気の原因が思いがけないところに潜んでいることが、よくあります。たとえば、腰痛の8割は原因不明とされていますが、近年、その大半はストレス性のものだとわかってきました。腰痛とストレス。その意外な関係に、驚いた人も多いでしょう。

パニック障害も、じつは意外なところに原因が隠れています。

それは、毎日の呼吸です。

30年以上この仕事に携わるなかで、私が気づいたのは、呼吸の大切さでした。私たちは、呼吸をしなければ生きていけません。でも、毎日無意識に呼吸をしているがゆえに、あまりにも呼吸に対して無頓着です。そこに、大きな落とし穴があったのです。

呼吸が不十分だと脳に酸素が行き渡らず、酸欠状態になってしまいます。パニック障害の息苦しさ、動悸、めまい、不安感、焦燥感、恐怖心などの症状は、この脳の酸欠に起因することが多いのです。

また、パニック障害や、その予備軍と思われる方は、パニックの発作を起こす前に何かしら体に症状が現れます。それは腰痛や肩のコリだったり、頭痛や神経痛だったり、目や耳やのどの変調だったりします。その段階で気づいて対処をすれば、パニック障害の症状を抑えることができるのです。これは、私のところに来院されたたくさんの患者さんの例が、証明しています。

腰痛、ひざ痛、股関節痛、頭痛のような体の痛みの多くは、体のねじれ、ゆがみから起こります。そういう体の症状の行き着く先に、パニック障害があるのです。人によっては、がんや脳卒中、腎臓や肝臓の病気など、別の病気につながってしまうこともあります。つまり、体のねじれこそ、あらゆる病気を引き起こすベースになっているのです。

私が行っている「バランシングタッチ療法」は、その体のねじれに注目した手技療法です。これは、経絡や陰陽五行説といった東洋医学をもとに私が考案した独自の療法で、手足のツボを刺激することで、経絡の流れを整え、筋肉や内臓のねじれをもとに戻す施術です。患部にさわらず、患部から遠く離れた部位を操作して体内のねじれをほどくので、一種の末端遠隔療法といえるでしょう。ですから痛みもなく、とてもソフトです。

このように言葉で聞いてもピンとこないかもしれませんが、一度でも体験していただくと、「なるほど、そうか」と納得していただけると思います。それまで硬くしこりがあった体がフワッと柔らかくなり、血流が末端まで流れて体が温かくなることがその場でわかります。これが、経絡がまっすぐ縦に通った感覚です。

健康のために大切なことは、毎日の呼吸と、体のねじれをほどくことです。私は、この仕事を長年続けてきた集大成として、どうしてもそのことをみなさんにお伝えしたいと思い、本書を書きました。

同時に、バランシングタッチ療法がどのような療法で、なぜ体のねじれをほどくとパニック症状や、そのほかのさまざまな病気、症状が改善するのか、できるだけわかりやすく解説しました。パニック障害の方だけでなく、この本を読んでくださったすべての方の健康に、この本がお役に立てたら、これに勝る喜びはありません。

2020年6月吉日

バランシングタッチ療法創始者　滝本久栄

目次

プロローグ

パニック障害のなぜ、どうして？

第1章

増えているパニック障害はこんな病気です

第2章

パニック障害のほんとうの原因は「脳の酸欠」

第 3 章

パニック障害の原因、脳の酸欠は体のねじれから

第4章

体のねじれを根本から治す
バランシングタッチ療法

第5章 体のねじれを取り、酸素を増やすセルフケア

プロローグ

パニック障害の なぜ、どうして？

●有名人が続々公表！　急増するパニック障害

ここ10年ほどの間に、「パニック障害」は身近な病気になりました。テレビや舞台で活躍されているタレントさんや女優さん、ミュージシャンの方が相次いでパニック障害であることを公表されているからです。活動を休止されたり、パニック障害を克服し、復帰されたりしている方も大勢いらっしゃいます。

私の知る限りでは、女優の大場久美子さんや田中美里さん、比企理恵さん、KinKi Kidsの堂本剛さん、ミュージシャンの星野源さん、コメンテーターの高木美保さん、長嶋一茂さん、お笑タレント中川家兄の剛さん、IKKOさんなど、多くの方がパニック障害だったことを公表されています。

みなさんが語られた体験のなかには、共通する症状があります。それは「息苦しさ」です。「過呼吸みたいに、息が吸えなくなる」「肺に空気が入っていかないような息苦しさ」「心臓発作を起こすかと思ったくらい胸が苦しかった」「息ができなくて死ぬかと思った」……。こうした呼吸困難の症状が死に直結する恐怖心を呼び起こし、不安が不安を呼んでパニックの発作が起きるようです。

パニック障害の原因は、よくわかっていないそうです。一般的には、ストレスや不規則な生活、アルコールの飲み過ぎなどが要因としてあげられています。芸能界は、ストレスの多い世界。そこに睡眠不足や疲労や不規則な生活が重なって、パニック障害を発症してしまうのかもしれません。

けれども、パニック障害は芸能界の人たちがかかる特殊な病気でもなければ、珍しい病気でもありません。いつでも、誰でもかかる可能性のある身近な病気の一つだと、私は思っています。

それを裏付けるように、近年パニック障害は急増しています。病院でパニック障害と診断された患者さんの数は、2014年までの15年間で約9倍に増えているそうです。病院に行かない「隠れパニック障害」の方もいらっしゃるでしょうから、実際の数はもっともっと多いと思います。「100人に一人は、一生のうちに一度はパニック障害になる」という話も聞いたことがあります。満員電車に乗ったら、そのなかに最低一人くらいはパニック障害になったことのある人がいる。それくらい、頻度の高い病気なのです。

私は、長年にわたって多くの患者さんのお体を見てきましたが、「この方はパニック障害かしら」と思う方が、最近とても多くなりました。以前から、「呼吸がしにくい」「息が吸いにくい」という方はいらっしゃいましたが、その数が多くなり、かつ、症状も以前より深刻化しているのです。また、不調を訴える方の基礎症状として、呼吸の苦しさがあるような気もしています。

◉20年以上パニック障害に悩まされてきた患者さん

当院にも多くのパニック障害と思われる患者さんがいらっしゃいますが、その一人、ピアノ教師をされているEさん（40代女性）の例をご紹介しましょう。

この方は最初、三叉神経痛で来られました。顔にさわると激痛が走り、頭もビンビン響くように痛く、そのうち腕も痛くなってきたそうです。とにかく、ちょっと神経に触れただけでも顔や頭が痛くてたまらないのに、どこにいっても良くならない。それで、私のところに来られました。

話をお聞きすると、Ｅさんは20代の頃からパニック障害があったそうです。パニック発作が起きると、脈は飛び、呼吸ができなくなって息苦しく、意識が朦朧としてきます。自分を制御できないほどのパニック状態になって、病院に救急搬送されたことも一度や二度ではなかったそうです。

ところが、病院に着いた頃には発作が治まり、ご本人も嘘のようにケロッとしています。搬送先の病院で心電図を取ったり、いろいろな検査を受けたりしても異常はなく、「どこも悪いところはありません」と言われるので、そのまま帰るしかありません。

その発作を抑えるために、Ｅさんは「リボトリール（一般名クロナゼパム錠）」という薬を診療内科から処方してもらい、服用していました。

また、Ｅさんは心臓の持病があり、ペースメーカーを入れています。ですから、いつ心臓発作を起こすかわからないという不安を抱えていました。さらに自律神経失調症による慢性的な不調があり、それに三叉神経痛の痛みが重なって、体は満身創痍の状態でした。そんな状態でいつも精神的にも不安定でしたから、突然パニック発作を起こしてしまうのだと思います。

Eさんのお体を見ると、体がかなりねじれており、頭蓋骨までゆがんでいました。これは、ピアノ教師を長年やってこられたためだと思います。ピアノを教えるときは、生徒さんはピアノに向かって左側に座るそうです。Eさんは右側に座り、いつも体を左にねじり、しかも足を組んで教えているそうです。そのため、体が複雑にねじれてしまっていたのです。

私は、後述するバランシングタッチ療法という施術で、Eさんの体のねじれを一つひとつほぐしていきました。それは三叉神経痛の治療でしたが、同時にパニック障害の治療でもあります。そして、体を本来のあるべき姿に整えていきました。すると、Eさんが訴えていた症状が少しずつ改善していきました。その様子を、施術を受けられたEさんは、感想文にこんな風に書いてくれました。この感想文のほうが改善の様子がよくわかるので、ここにご紹介します。

●体のねじれをほぐしていった先にあるもの

〈滝本先生は末端の手足から施術されることが多く、頭蓋骨まで施術されます。私自身、調子が悪くなるサインとして、ドライアイの症状や視力の低下、理由のないイライラ、うつ状態、不整脈、ひどくなるとパニック障害の発作を起こしたりと、症状は多岐にわたっていました。

施術していただくにつれ、鼻からの呼吸がしやすくなり、「スーッ」と息が吸えて酸素が脳に行きわたる感覚になります。「世の中、こんな匂いがしてたの?」と思うくらい、いかに自分の嗅覚が鈍くなっていたかに驚かされます。さらに口や目の粘膜がうるおって、充満していくのがわかりました。

何回か通ううちに状態はいっそう改善され、頭がスッキリして、視野まで広がってきました。あごのゆがみが取れて噛み合わせが良くなり、舌が口の中にきちんとおさまってきたのです。脳に酸素が行きわたるような感覚で、世界が広がったよう。これは、実際に体験しないとわからない感覚です。

いままでいろんな医院や整体に通いましたが、いちばんの驚きは頭蓋骨の施術。初めての体験でした。〉

Eさんは、初めの頃は月に2回施術を受けに来られていました。施術で体のねじれを取っていくと、不定愁訴が一つひとつ消えていきます。ドライアイ、視力の低下、頭痛、肩こり、腰痛、寝不足、三叉神経痛、胃腸障害など、それまでの症状がほぼ全部、解消されました。そして、気がついたら、パニック障害の発作も起きなくなっていたのです。

Eさんはピアノを教えるだけでなく、ピアノコンクールの審査員もされています。ですから、かなりストレスの多い生活を送られていると思います。また、コンクールで真剣にピアノ演奏を聴いているときは息を止めていることも多いので、発作を起こしやすくなります。

ですからいまも、定期的に私のところに通われて、パニック発作が起きないように体を整えています。お薬も出してもらっているそうですが、いまはお守りとして持っているだけ、とおっしゃっていました。

Eさんは感想文の最後を、こう締めくくっています。

〈私は日常生活のなかで無意識に体じゅうに力が入り、知らないうちに体がねじれた状態になっていたようです。そのゆがみを取っていただくことで、いっせいに体じゅうの機能が活性化した感じがします。いまは月に一回通うことで、長らく発作は出ていません。精神的に安定した生活を送れていることに、ただただ、感謝の言葉しかありません。〉

●パニック障害は体の症状に隠れている

パニック障害は不安障害の一つで、西洋医学では心の病気に分類されています。ですからEさんも、長いこと心療内科に通っておられました。Eさんの場合は、パニック発作が起きて、ご自身もパニック障害だという自覚がありましたから、まだ早く対処できたのだと思います。けれども、人によっては、パニック障害に気づかない方もいらっしゃいます。

私のところに来られる患者さんの多くは、パニック障害で来られるわけではありません。Eさんも、パニック障害を治してほしいと思って私のところに来られたわけではなく、三叉神経痛の痛みに耐えられなくて来院されたのです。

他の患者さんたちも、腰痛や肩こり、足やひざの痛み、頭痛、耳の聴こえにくさ、目の症状など、じつにさまざまな症状を訴えて来られます。とくに多いのが、腰痛です。

ところが、こうした体に現れた症状の陰に、本人も気づかないような心の病気が隠れていることがあるのです。パニック障害もそうですし、過呼吸症候群やうつ病や統合失調症などもそうです。こうした心の病気と呼ばれるものは、その症状だけが単独で現れることはむしろ少ないかもしれません。

心に傷を負っている人は、それが体に症状として現れます。その症状のほうが強いために、そちらにばかり目が行ってしまい、心の症状を見逃してしまうのです。

Eさんも、三叉神経痛とパニック障害は無関係ではないと、私は考えています。それでなければ、三叉神経痛の治療のための施術をして、パニック障害が改善するわけがありません。三叉神経痛や腰痛は、むしろパニック障害という心の悲鳴を知らせる症状かもしれないのです。

けれども、患者さん自身は意外とそのことには気づいていないのです。体がほぐれて、フーッと息が楽に吐けて、吸えて、初めて、「あらっ、こんなに息が吸える。呼吸が楽になった」と、気づくのです。

そうです。人の体は勝手なもので、良くならなければ、悪かったことがわからないのです。息が半分しか吸えない状態が普通なら、それが異常であることにも、苦しいことにも気づきません。普通に大きく息が吸えるようになって初めて、いままで息が吸えなかったことに気づくのです。

●パニック障害のほんとうの原因とは……

ここまで読んできて、みなさんには、パニック障害の本質が何なのか、うすうすわかってきたのではないでしょうか。なぜパニック障害が起きるのか。それは、呼吸ができていないからです。

でも、呼吸って、誰もが毎日していることですよね。

私たちは、呼吸によって生きています。そして、ほとんどの人は、無意識に呼吸をしています。ですから、自分の呼吸のことなど、いちいち考えたこともないでしょう。ましてて、息ができているのですから、自分の呼吸が不完全なんて思ったこともないでしょう。でも、無意識に、休みなくしているからこそ、呼吸は不完全になってしまうのです。

不完全な呼吸をしていると、何が起きるのでしょうか。そして、なぜ呼吸が不完全になってしまうのでしょうか。本書では、パニック障害の本質であるそこを、深く掘り下げて考えていこうと思っています。

これは呼吸の本かもしれませんが、呼吸だけの本ではありません。健康の根幹に関わる本です。だからこそ、Ｅさんの例でもわかるように、パニック障害が改善することが、他の症状の改善につながるのです。

私が行っているバランシングタッチ療法という手技は、それらの根本原因である「体のねじれ」をほどいて、正しい体の流れをつくる施術です。この施術のなかに、パニック障害のほんとうの原因を見つけるカギが隠れていると私は考えています。

第1章

増えているパニック障害はこんな病気です

パニック障害は誰でもなる可能性がある

パニック障害は、その名前のとおり、突然パニックに襲われ、錯乱状態に陥る病気です。発作が起きると、心臓が早鐘を打つようにドキドキしたり、冷や汗が出たり、手足が震えたり、息ができなくなってしまい、「死ぬのではないか」というほどの恐怖と不安を感じるといいます。

この「パニック」という言葉は、ギリシャ神話に由来しているそうです。古代のギリシャでは、何の前触れもなく家畜の群れが騒ぎ出して、集団で逃げ出してしまうことがあったそうです。これをギリシャの人々は、牧神の神パーンが家畜たちの心を見えない力で揺り動かしているのではないかと考え、この現象を「パーンに関係しているもの」と呼びました。それを英語にしたのが、「パニック（panic）」なんだそうです。

突然家畜たちが逃げ出すには、彼らにしかわからない、何か大きな恐怖や不安があ

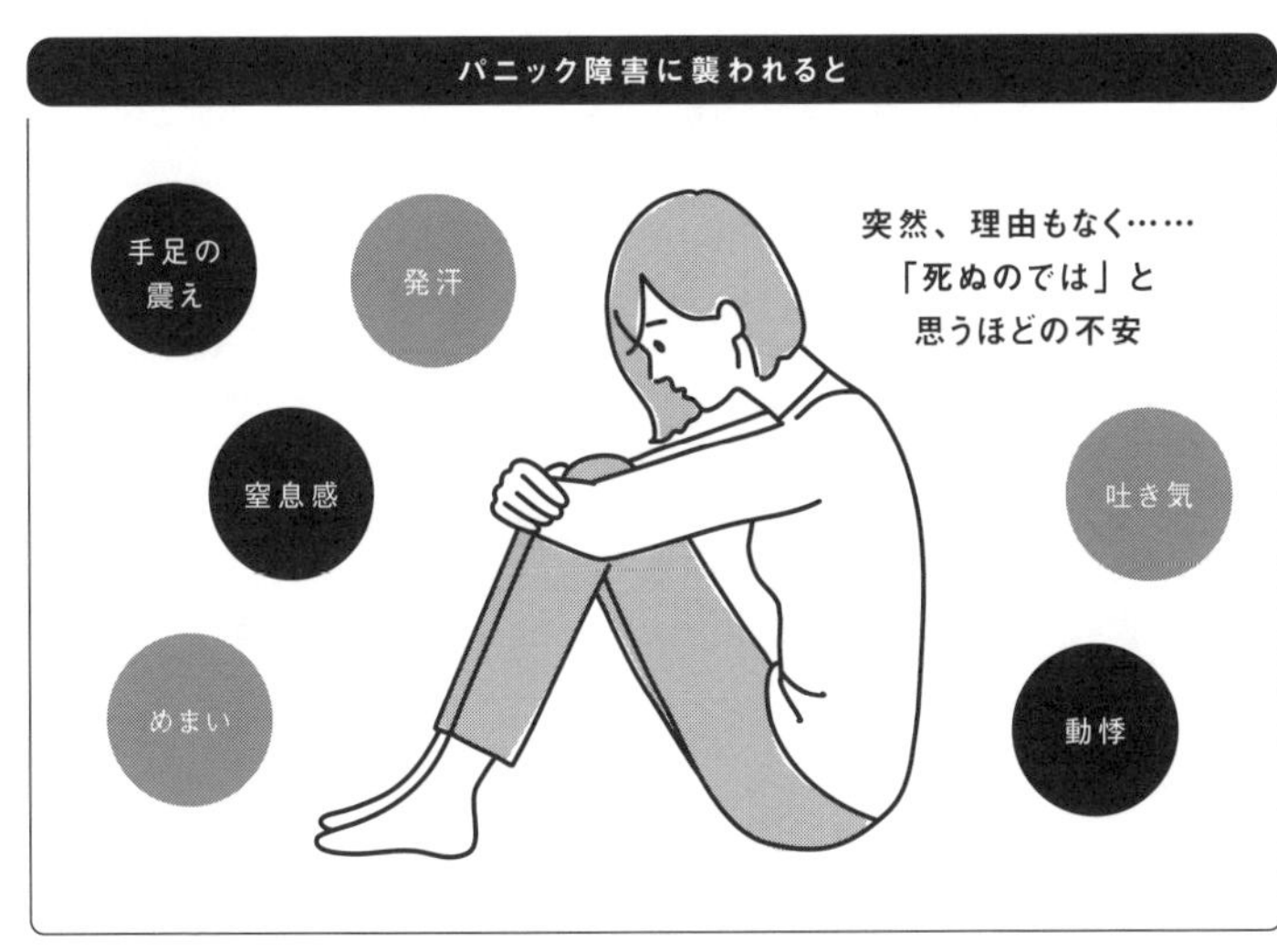

ったのでしょう。パニック障害も、突然大きな不安や恐怖に見舞われて起きるものです。しかしパニック自体は病気でも何でもなく、誰にでも起きる可能性のある生理現象の一つです。

たとえば、阪神淡路大震災や東日本大震災のような大きな災害に見舞われたとき、人は冷静ではいられません。私は京都に住んでいますが、阪神淡路大震災が起きたとき、被害を受けなかった私でさえ、言葉にできない不安を感じました。ましてや被災地の人たちは、どれほど大きな不安と恐怖に襲われたことでしょう。

火事や地震などが起きて突然命の危機

にさらされたとき、たいていの人はどうしていいかわからず、パニック状態に陥ります。頭が真っ白になって何も考えられず、叫び出したり、やみくもに走り出したりします。これは、ストレス反応の一つで、自分の命を危険から守るための防衛手段なのだそうです。

こうしたパニック発作が、特別な理由もなく突然起きるのが、パニック障害です。不安感や恐怖を感じると、体も反応して、激しい動悸や震え、冷や汗、息苦しさ、嘔吐感などがあり、実際に吐いてしまう人もいます。ご本人にしたら、まさに息も絶え絶えの状態になってしまうのです。

そういう激しい発作を起こして病院に運ばれ、いろいろ検査をしても、悪いところが見つからない。また、病院に着く頃には発作もおさまっていて、ケロリとしていたりします。ですから、なかなかまわりの人にこの病気を理解してもらえません。そのことも、患者さんを二重に苦しめます。

こうした発作をくり返すうちに、パニック障害は進行し、あと戻りできないところまで行ってしまいます。

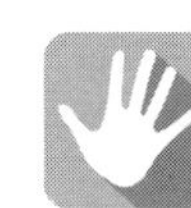

不安や恐怖で引きこもりになることも……

パニック障害の患者さんを苦しめるのは、パニック発作を起こす原因がわからないことです。災害や事故にあってパニックになるのは、人間の生理的な反応として理解できます。ところが、不適切なたとえかもしれませんが、古代ギリシャの家畜たちのように、何の理由もなく突然パニックに襲われるのですから、ご本人は不安です。「いつまた発作が起きるだろうか」「人前で倒れたらどうしよう」「今度は息が詰まってほんとうに死んでしまうかもしれない」……いろんな不安がよぎって、心が休まる暇がありません。

このように、いつまた発作が起きるかわからないという漠然とした不安にかられることを、「予期不安」といいます。この予期不安のために、外出するのも怖くなってしまいます。

「一人で外出できない」
「人ごみに出るのが怖い」
「エレベーターに乗ると息ができなくなる」
「電車やバスに乗れない」

私のところに来られるパニック障害の患者さんから、よく聞く言葉です。一人で外に出るとまた発作を起こしそうで、一人で外出できなくなってしまうのです。以前発作を起こしたことのある場所、発作を起こしそうな密閉された空間、発作を起こしても助けを呼べないようなところ、人が大勢いて恥をかきそうな場所をとくに嫌がります。

こうして、不安が不安を呼んで、外出したり人に会ったりするのが恐くなって、家に引きこもってしまう人が少なくありません。それが長期化すれば、病気が治るどころか、社会生活を送れなくなったり、家庭の崩壊を招いたりします。

「パニック発作」という不安を抱えているだけで、これから先の人生を棒に振ってしまうことも、あるかもしれないのです。何よりもその間、ご本人がとっても苦しい思いをされます。

パニック障害は、まわりの人が思う以上に、つらい病気なのです。

心療内科のクリニックで私が気づいたこと

私がパニック障害を強く意識するようになった一つのきっかけは、心療内科のクリニックに出張施術に行くようになったことでした。

10年ほど前から、私が行っているバランシングタッチ療法は、西洋医学の医師から少しずつ理解や共感をしていただくようになりました。医師の来院者も増えてきて、たとえば、手術と内視鏡の名手として知られるある婦人科の医師は、ひどい肩こりで私の施術を受けられるようになり、バランシングタッチ療法にも深い理解を示してくれました。

また、長年腰痛に悩まされていたという心臓外科の医師は、最初はニコリともしませんでしたが、しだいに打ち解けられて、腸の症状も腰痛もおさまったときは、心から嬉しそうに帰られました。

ほかにも、内科や歯科、精神科の先生やその奥さまが、紹介や口コミで来院されています。心療内科の先生も、知人の紹介でご縁を持つようになり、月に1回の出張施術をお引き受けすることになりました。

クリニックでは、「通常の投薬治療にバランシングタッチ療法を併用したほうが良い」と先生が判断された患者さんに、施術を行います。患者さんは、もちろん心の病を抱えた方ですが、メンタル面だけでなく体の痛みや不定愁訴を持っている方もいらっしゃいます。腰痛や肩こりや頭痛、めまい、耳鳴り、不眠、生理の不調……それらの症状がストレスになって、心の病を悪化させていることもあるのです。

そういう患者さんのお体を拝見し、施術をして感じたことは、呼吸が浅く、脳に酸素が足りていない人が多い、ということでした。とくにパニック障害や不安障害のある人は、その傾向が強く見られました。

ところが、そういう方がバランシングタッチ療法を受け、体のゆがみやねじれがほどけると、楽に呼吸ができるようになっていきます。体の調整が、不定愁訴や体の痛みを改善するだけでなく、メンタルにも良い影響を及ぼすことがわかったのです。

こうしたクリニックでの経験が、パニック障害や不安障害、過呼吸症候群などのメンタルな病気にもっと関わりたいという私の気持ちを、後ろから押してくれました。というのも、私のところに来られる患者さんも、パニック障害のような症状がある方が少なくなかったからです。

パニック障害はさまざまな症状になって現れる

パニック障害は心の病気として捉えられていますが、体に現れた症状によって、それに気づくこともあります。私が初めて「これはパニック障害だ！」と思ったのは、十数年以上前に腰痛で来られた患者さんでした。患者さんの体をよく拝見すると、そこには、ご本人も気づかなかったパニック障害の症状が隠れていたのです。

パニック障害は、腰痛だけでなく、肩こりや足の痛み、頭痛、目の見え方、耳の聴こえ方など、さまざまな不調をともないます。心の病気でありながら、じつは体の病気でもあるのです。

私のところに来られた患者さんが、どのような症状を訴え、どのようにパニック障害を寛解、克服されたのか、実際の症例でご紹介します。あわせて、私の施術をより深く理解していただくために、施術を受けられた患者さんの感想も載せました。

これを読んでいただくと、パニック障害がどんな病気か、何が原因か、その片鱗が見えてくると思います。

●腰痛、肩こり、頭痛の陰にパニック障害

私がNさん（30代女性）を初めて施術したのは10年ほど前のことで、彼女がまだ20代の頃でした。当時Nさんは看護師という仕事のため、強いプレッシャーと緊張感にさらされており、体調だけでなく、精神的にもバランスを崩していました。仕事も休職されているとNさんのお母さまからお聞きして、「すぐに私のところにいらっしゃ

い」と、声をおかけしたのです。

Nさんには、障害のある妹さんがいらっしゃいます。私は妹さんを子どもの頃から施術してきたというご縁があり、20年たったいまも、毎月、妹さんはお母さまと一緒に来られます。

Nさんが来院されたとき、いちばん強く訴えていたのは、腰痛でした。ですから最初は腰痛の治療を中心に施術していたのですが、腰痛以外にさまざまな症状があることがわかってきました。ものがぼんやり見える、音がこもって聴こえにくい、肩がこってつらい……などなどです。

私が気になったのは、Nさんの呼吸でした。Nさんは呼吸が浅く、深く息が吸えない状態でした。ご本人も、「時々息が止まりそうになります」とおっしゃいます。そうなるとパニック状態になり、苦しくて気を失いそうになるそうです。そのため、Nさんはずっと精神安定剤を飲んでいました。

私の施術を受けるようになって腰痛や呼吸は改善し、職場に復帰されました。それから数年で安定剤が不要になって、精神的にはだいぶ落ち着いてきました。

ところがその後、外科に配属されて手術に立ち合うようになってから、パニック発作を起こすようになったのです。手術では、放射能の被曝を防ぐプロテクターをつけたり、飛散物を浴びないようにマスクやヘルメットを装着したりするそうです。ヘルメットをかぶると、頭や顔が押さえつけられて、深い呼吸ができなくなってしまいます。それで苦しくなって、パニック発作を起こしそうになるのです。

けれども、手術の最中はどんなに息が苦しくても、終わるまでは耐えなければなりません。Nさんはオペが終わるとすぐに「先生、なんとかしてください」と言って、私のところに駆け込んで来ます。施術を受けると、スーッと深く息が吸えるようになるので、「生き返ったみたい」とおっしゃいます。

こうして息が吸えるようになると、体が楽になるので、パニック発作を抑えられるようになりました。

【Nさんの声】

〈滝本先生の施術に通うようになって、10年がたちました。いままでは月2回の施術が欠かせません。手術室で働いているため、緊張感やプレッシャーにさらされることが多く、体力はもちろんのこと、精神力も要求されます。20代の頃はそれに耐えられませんでしたが、いまでは自分の体がどんなに悲鳴を上げているのか、わかるようになりました。自分の体のクセ、ねじれ方、目の見え方、耳の聴こえ方、噛み合わせなど、細部に至るまでわかります。

先生の施術を受ける前は、ぼやけたり焦点があいにくかったりした目、少しこもって聴こえた耳、力の入りすぎていた体が、施術を受けると視界が明るくなり、耳もクリアに聴こえ、体もすごくリラックスします。

何よりも思いっきり深呼吸できて、体も心もすごくスッキリします。気持ちが前向きになって、「明日からまた頑張れる！」と思えます。体と心のどちらかがしんどくなると、早く施術を受けたくてたまらなくなります。

ねじれて酸欠状態になった体は、不調が不調を呼ぶ負の連鎖を起こしますが、早くその負のループから体を助けてあげなければ、と思うのです。先生の手は魔法の手で、心や体に絡みついた〝何か〟を、一つひとつやさしく取り除いてくれます。間違いな

く、これが私の健康の秘訣です。〉

Nさんは、施術後の体調がとても良くなるので、1回の施術で体のねじれがどのように変化するか、施術前と施術後の全身レントゲン写真（次ページ参照）を撮ってくださいました。これを見ると、右上がりに傾いていた骨盤の傾きや、背骨の生理的な湾曲が改善しているのが見て取れます。施術後Nさんは、「腰が軽くなって背筋がしっかり伸びるようになった」とよくおっしゃいますが、それがこのレントゲン写真に現れていると思います。

●体の緊張が呼吸を妨げる

パニック障害があっても、ほとんどの方は、パニック障害で施術を受けに来られるわけではありません。多いのはNさんのように腰痛を訴える方ですが、Yさん（40代女性）もそうでした。

Yさんも看護師をされており、高齢の患者さんの多い病院に勤めていました。その

Nさんの施術前後のレントゲン写真

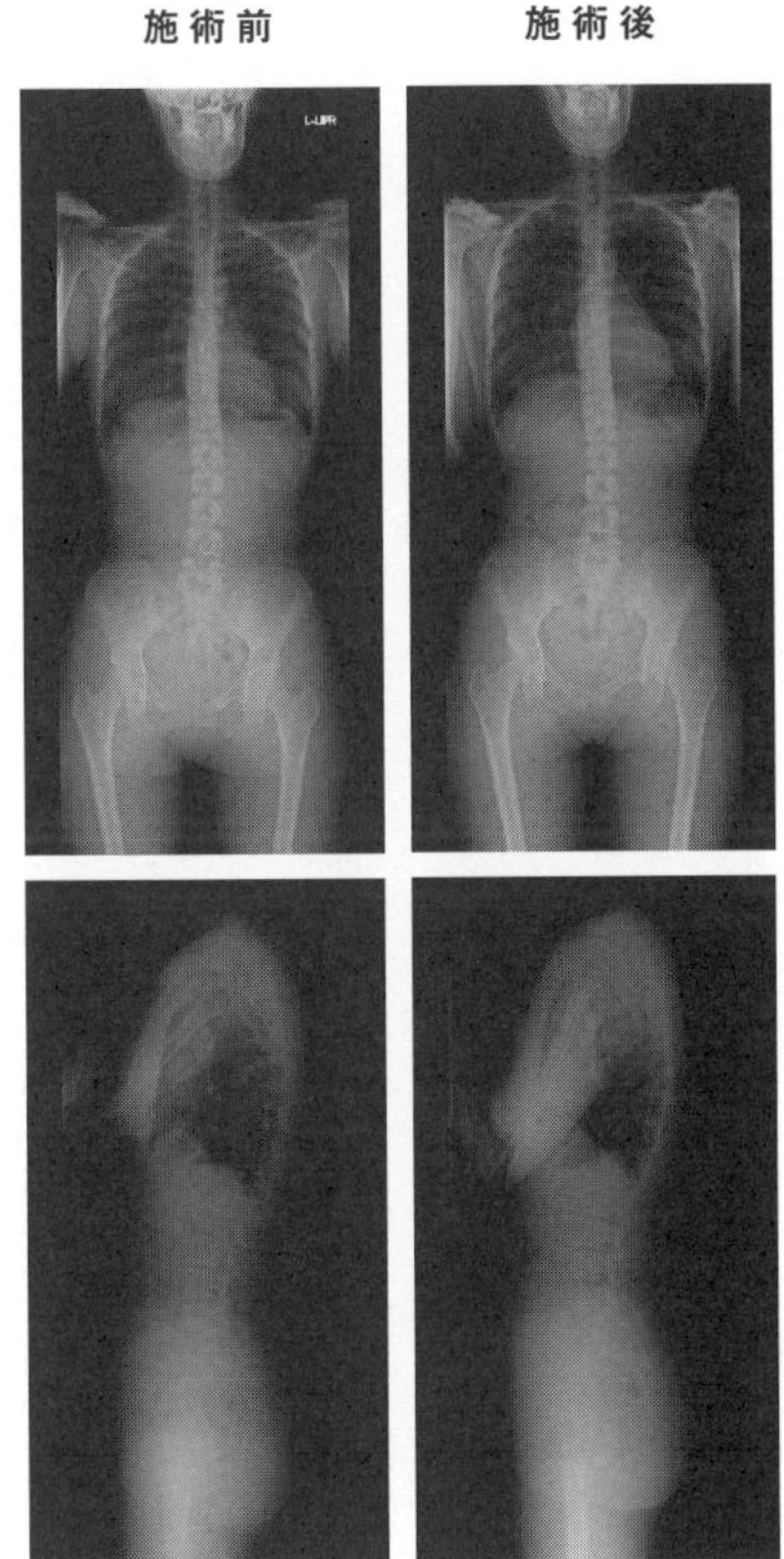

正確な計測はしていないが、一見しただけでも骨盤の傾きが、また脊椎の生理的湾曲も改善されている。施術後、Nさん自身が「腰がかなり軽くなり、背筋もしっかり伸びるようになりました」と語っている

ためオムツ交換や抱きかかえなどの介助作業が多く、腰にかなりの負担がかかっていました。また、肩がコチコチにこっており、頭痛が激しく、足にも痛みがあって片方の足を引きずっていました。Yさんは胃の調子も悪く、痛み止めや胃薬を手放せなかったそうです。

また、Yさんは感情の起伏が激しく、カーッと怒ったかと思うと、突然気分が沈み込んだりして、情緒がとても不安定でした。

そんな状態で私のところに来られたのは、5~6年前のことです。Yさんにお話を聞くと、その何年か前に卵巣膿腫になり、片方の卵巣を取ったそうです。左右にある臓器の一つを取ると、体のバランスが崩れて骨盤がゆがみ、全身にひずみが出てきます。そのことも、不調の原因になっていると思います。

施術をして感じたのは、Yさんの体の緊張が、とても強いことでした。足の踏ん張りや歯の食いしばりが激しく、いつも体に力が入っているため、鼻呼吸ができず、いつも呼吸が苦しそうでした。しかし施術が終わると、目や口や鼻がうるおって呼吸が楽になるそうです。そして、鎮痛剤をいくら飲んでも良くならなかった体の痛みが、スーッと消えていくとおっしゃいます。

ただ、Yさんは職業病の側面が強いので、仕事を続けている限り、体はゆがんできます。体がゆがんでくると、腰痛や頭痛、息苦しさが出てくるので、1ヵ月～1ヵ月半に1度、施術を受けに来られています。それで体のバランスがかろうじて保たれているようです。

【Yさんの声】

〈滝本先生に施術していただくようになって、私はとても元気になりました。また、冷静に自分の体と向き合うことができるようになりました。頭痛、腰痛、肩こり、足が痛い、胃がむかつく、目が乾く、トイレが近い、尿が出にくい、人にキツくあたる、不安で仕方がない。こうした症状が現れ出すと、体がゆがんできている証拠です。そうなると、痛み止めを飲んでも、胃薬を飲んでも効きません。

ところが、滝本先生に施術していただくと、スーッと痛みが消え、目や鼻や口がうるおい、呼吸が楽になり、腸が動くのを感じます。先生と出会い、もっと自分の体を

大切にしようと思うと同時に、人のことも大切に思うようになりました。〉

●思考力や集中力が低下することもある

20代のときに、2回舌がんになったIさん（30代女性）。そのときからIさんの施術をさせていただいていますが、今回Iさんが来られた直接の症状は、肩の激しいコリでした。

肩こりはパニック障害と深い関係があり、パニック障害の方は、たいてい肩こりがあります。肩がこっていると、肩に力を入れて息を止めていることが多くなります。そのため、呼吸ができにくくなってしまうのです。

今回来られたとき、Iさんは呼吸が全然できていませんでした。ただ、それが普通の状態だったので、ご本人は呼吸のことをそれほど気にされていませんでした。

それよりひどかったのが、肩こりです。重い荷物を片方の手で持ち続けたことが原因だとご本人はおっしゃっていましたが、さわると首から肩にかけて、石のように硬くなっていました。これでは、つらいわけです。

また、前回の施術からしばらく日がたっていましたので、舌がんの手術の後遺症も出ていました。Ｉさんは最初の手術で舌の左奥を部分切除しているため、私の施術から日があくと舌が回らなくなり、左側の顔の筋肉がこわばって唾液が口角から漏れてしまいます。また、目のピントが合いにくい、右耳がこもって聴こえにくいなどの症状も出てきます。

でも、今回Ｉさんが心配されていたのは、記憶力や理解力が低下してきたことでした。書類などを読んでもすぐに理解できなかったり、正確に記憶できなくなってきたりしたそうです。Ｉさんは大学教授の秘書をされている、とても優秀な女性です。教授からの信頼も厚く、彼女も一生懸命仕事をされていました。ですから、記憶力や理解力が低下してしまったら、仕事にも支障が出てきます。

こうした症状の原因は、顔のゆがみや体のねじれにあります。Ｉさんは舌がんの手術の影響で顔の左側の筋肉がこわばっており、書類やパソコンを見るとき、右目をよく使います。また、右手で頬杖をつくクセがあり、それらのクセが顔のゆがみや体のねじれを引き起こしているのです。

そこで、右目の眼球を左に寄せ、顔のゆがみを矯正しました。同時に、それを引き起こしている体のねじれをほどきました。ねじれがほどけたとき、Iさんの口から飛び出したのは、「呼吸がすごく楽!」という言葉でした。ゆがみやねじれが取れて初めて、呼吸ができていなかったことに気づいたのです。

呼吸ができなければ、脳にも酸素が届きません。この脳の酸欠状態が、記憶力や集中力、理解力の低下を招いていたのです。

Iさんはパニック発作こそ起こさなかったものの、これもパニック障害の一つの症状だと私は思います。

【Iさんの声】

〈施術のあと、強いコリを感じていた首や肩の筋肉、顔の筋肉がしだいに柔らかさを取り戻し始めました。先生には、体を片側ずつ施術していただくのですが、施術していただいた側は筋肉が緩んで、空気がすっと体に取り入れられる感覚があります。余分な力が緩んで、ホッとするようです。

また、舌の左側がつっぱり、舌が全体的に右側に寄って少し浮いている感じでしたが、施術後は全体的に舌が柔らかくなって歯の内側に均等におさまり、発語がはっきりできるようになりました。何より、呼吸が楽にできるようになったことで、体全体に空気がしっかり入る感じがあり、しだいに頭がスッキリして、思考がまとまるようになりました。気持ちもだんだん落ち着いて、物事を前向きに考えられるようになりました。

施術を受けたことで、いままでの私はいかに呼吸ができておらず、体も脳も酸欠状態になっていたか、実感しました。〉

●てんかんと混同されやすいパニック障害

典型的なパニック障害の患者さんが、Kさん（30代女性）です。初めて発作を起こしたのは、4年ほど前のことでした。旅先のホテルで突然意識を失い、倒れてしまったのです。ご本人は「てんかん」だと思ったようですが、おそらくそうではないでしょう。Kさんの体を拝見したら、パニックを起こす兆候がいくつもありました。

私はKさんのおばあさま、お母さま、Kさんと、3代にわたって体を見させていただいています。親子というのは体つきがよく似ていて、三人とも体が内側に入っていて、股関節の足のつき方が内反足でした。

Kさんを初めて施術したのは、20年くらい前ですから、まだKさんが高校生の頃でした。当時は、パニック発作を起こすようなことはありませんでしたが、頭が痛い、重い、体がだるいなど、いろいろな不定愁訴がありました。それがつらくなると、まるで駆け込み寺のように、私のところに駆け込んできました。

パニック障害を起こすようになってからは、定期的に来院されるようになりました。

パニック障害の原因は、生まれつきの内反足にあります。内反足は股関節に足が内向きについていて、無理やり股関節を開くと腰に過大な負担がかかって腰を痛めます。また頭や肩にいつも力が入っているので、脳に行く血流が悪くなって、脳に酸素が上がらなくなってしまいます。そのため、頭が石のように硬くなっていました。

頭の硬い人は目に症状が出やすいものですが、Kさんのまぶたを押さえると、眼球が硬くて、グッと前に出ていました。また、いつも足を指先まできつく踏ん張り、頭が割れそうなくらいに力を入れて歯をくいしばっていましたから、パニック発作を起こしても仕方ないような状態でした。

Ｋさんは、電車の中や家の中でも何回か倒れたことがあるそうですが、幸いにも大事に至りませんでした。普段から呼吸が浅く、息苦しさを感じており、体がこわばってくると、どんどん息が苦しくなってパニック発作を起こしてしまうのです。

私の施術を受けて体のねじれがほどけると、頭も柔らかくなって、発作を起こさなくなりました。でも、施術の間隔があくと、発作を起こしやすくなりますから、「3週間たったら必ずいらっしゃいね」と、いつも言っています。

3週間で施術を受けると体をうまくコントロールできて、パニック発作を防げますが、4週間以上あけてしまうと、体の緊張が極まって、パニック発作を起こしてしまうこともあります。そういうときは、ご本人も体が硬くなってきたのがわかるそうです。

【Kさんの声】

〈先生の施術に対する率直な感想を、まずお話しします。頭が痛くて重くて、目の奥が詰まったような感覚、体もだるくて、不快で仕方ない状態で行っても、数分の施術で、気がつけば痛みもだるさもなくなっています。たとえるなら、ギューッと握られていたスポンジが、パッともとの形に戻るような感覚に近いです。

最初に右半身を施術してもらうと、右足だけが長くなったような感覚になります。自分の体が左右バラバラになるわけではないのですが、ほんとうに体の左右が違うようになるのです。そして、左半身も施術してもらっているうちに、どんどん1回の呼吸の時間が長くなっていきます。普段の呼吸より長く吸えて、呼吸が深くなっていき、頭がスッキリしたり、ときにはそのまま眠りについてしまったり……。

施術が終わったあとは、思わずグーッと伸びをして、自分でもわかるくらい姿勢が良くなって、気分良く帰路につきます。

感覚的なものなので伝わりにくいのが悔しくてなりませんが、施術前とあととでは自分の気分、機嫌が百八十度変わるくらい、体のバランスが整っていると感じます。

あるとき、それまでに経験したことがないくらい歯が痛くなったことがあります。近くの歯医者に行ったのですが、虫歯も含めて痛くなる原因は何もないと言われました。それでも痛いので、総合病院に駆け込み、再度検査してもらいましたが原因は見つからず、治療もなし。毎晩眠れないほど痛いのにどうにもならず、滝本先生に相談しました。すると、びっくりするくらい短い時間で痛みがなくなり、涙が出るほど嬉しかったことがあります。

いままで先生には何度も助けていただいているので、そういうエピソードにはこと欠きません。器械も使わず、痛いこともせず、ピンポイントで手を使いアプローチして治すこの施術は、ほかの施術とは全然違います。出合えた私は、ラッキーでした。〉

共通するのは、自覚症状なき「呼吸困難」

パニック障害の患者さんに共通しているのは、多くの場合、ご本人に「パニック障害だ」とわかる自覚症状が少ないことです。もちろんパニック発作を起こす方もいらっしゃいますが、それよりも多いのは、いま直面しているほかの症状を訴えて来られる方です。その時点では、まさかご自分がパニック障害とは、思ってもいないのです。共通していることが、もう一つあります。それは、呼吸です。ふだんから呼吸が浅くて、息を十分に吸えていないのです。その状態が続くと、ある日急に息が吸えなくなって、「あれっ？　なんでこんなに苦しいの」と思われる人が多いのです。

その「息ができない」ことが、パニックを引き起こします。息ができない、苦しいと思っているうちに、息を吐いていいのか吸っていいのか、わからなくなって頭が真っ白になり、我を失ってしまう。これが、パニック障害の原点だと私は思います。

その状態が続くと、「今度また、息ができなくなったらどうしよう」と不安になり、電車やバスに乗れない、人混みに行けない、エレベーターのような狭いところに入れない……といった、パニック障害の典型的な症状が現れるようになります。患者さんは不安と心配と緊張でますます息ができなくなり、体が固まってしまいます。するとKさんのように、突然パニック発作を起こして倒れてしまうのです。

ただ、そうなる前に施術を受けると、楽に息ができるようになり、パニック発作を抑えられます。体が緩んで、大きく息を吸ったり吐いたりできるようになり、脳に酸素が上がりやすくなるからです。

ですから、私もあえて、「あなたはパニック障害ですよ」というようなことは申し上げません。そういう病名をつけることに、あまり意味はないからです。

でも、「ほら、こんなにたくさん息を吸えるようになったの、わかる？」と聞くと、十人が十人、うなずかれます。「いままで呼吸していたと思っていたけど、違ったんやね」とおっしゃいます。そして、息がしっかりできるようになると、それまで訴えていた腰痛や肩のコリや頭痛などの症状も、良くなっているのです。

賢い読者の方はもうおわかりでしょうが、パニック障害も体の不調も、同じ原因で起きていたのです。それをひとことで言えば、呼吸困難です。

パニック障害は薬では治りません

私は医者ではないので、パニック障害がなぜ起きるのかよくわかりません。でも、はっきり言えることは、病院に行ってもあまり良くなることはない、ということです。病院（心療内科や精神科）では、抗うつ薬や抗不安薬が処方されます。薬はどんなものでもそうですが、長く服用するうちにだんだん効かなくなってきて、薬の量が増えたり、強い薬に替わったりします。また、薬を長く服用すれば、副作用も出てきます。とくに、脳に作用する精神科のお薬は、副作用が強いといわれています。

私の患者さんのなかにも、長く薬を服用されている方がいます。

Mさん（60代女性）は、ご長男の出産後から約33年間、精神科に通い、ずっと薬を服用されていました。当時、病院でどのような診断を受けたのかはわかりませんが、長く精神的に不安定な状態だったとおっしゃっていましたから、抗うつ薬や精神安定剤だったろうと思います。

私のところに初めて来られたのは2018年10月でしたから、施術を始めてちょうど1年半くらいになります。そのときのMさんの主訴はひざの痛みでしたが、来られたときから明らかに様子が変でした。目がうつろでシャキッとせず、自分で自分の気持ちをコントロールができないようでした。そして、「息ができない、苦しい」と、しきりにおっしゃっていました。私はすぐに、パニック障害を疑いました。

Mさんのひざの痛みの原因は、子どもの頃からのひざの亜脱臼でした。両足のひざのお皿（膝蓋骨）が外れやすく、外れるとひざに強い痛みが走り、突然バタッと倒れてしまいます。

Mさんは体が緊張して硬かったので、ひざだけでなく、腰や股関節など、いろいろなところに痛みがありました。ですから、とにかく顔や体のねじれを取って体を緩め、呼吸ができるようにしました。

体のねじれが取れると、緊張がスーッと緩んで、スッスッと前に足が出るようになり、転ばなくなりました。腰痛や股関節の痛みもなくなりました。また呼吸がしやすくなって脳に酸素が行きわたり、パニックの症状を起こさなくなりました。

Mさんは、33年間、精神科のお薬を飲んでいましたが、症状はほとんど改善しなかったようです。そのお薬も、私の施術を受けるようになってからやめて、それまで通っていた総合病院から、近所の開業医に転院されました。体の痛みもなくなり、しっかり歩けるようになって「心も体も、いまはバラ色！」とおっしゃるくらい、お元気で快活になられました。

【Mさんの声】

〈私はずっと、両ひざの亜脱臼で苦しんできましたが、68歳になったいま、やっと体の緊張がほぐれたようで、転ぶ心配も、パニックになる不安もなくなり、気持ちがとても軽くなりました。33年間通っていた精神科の病院でも、もう良くなってきたので近所の開業医で診てもらうように言われました。先生のおかげで、心の平安な毎日を過ごさせていただいています。〉

なお、プロローグでご紹介したピアノ教師のAさんも、ベンゾジアゼピン系の抗不安薬（リボトリール）を服用されていましたが、いまはほとんど飲むことはなく、安心のために処方してもらっているそうです。

このようにメンタルな病気も、薬を飲まずに症状を抑えることができるのです。

こんな症状はパニック障害予備軍かも

パニック障害に、いずれなるのではないかと思われる人たちもいます。そういう人たちも同じような兆候がありますが、ご本人には自覚症状や呼吸の苦しさはあまりありません。無自覚、無症状で、パニック障害一歩手前の人たちを、私は「パニック障害予備軍」と呼んでいます。次のような症状があったら、注意が必要です。

●突然耳が聴こえなくなる突発性難聴

パニック障害の患者さんの症例を読んで、耳の聴こえにくさを訴えている方が多いことに気がつかれたでしょうか。顔がゆがんで、耳の穴の位置が左右で違うと、聴力の異常につながることがあります。そのとき起きやすいのが、突発性難聴です。

この病気は、突然片方の耳が聴こえにくくなる病気で、耳が詰まる耳閉感や耳鳴り、めまいなどをよくともないます。治療が遅れると、聴力を失うこともあります。

突発性難聴になりかけたのは、小学校の校長先生をされているJさん（50代女性）でした。Jさんは仕事柄、日々のストレスが大きく、顔も体もゆがんでいました。腰痛がひどくて来られましたが、そのとき、「耳が聴こえにくいんです」とおっしゃっていました。しかし腰痛の治療をし、顔のゆがみや体のねじれを取っていったら、耳がよく聴こえるようになってきました。あのまま放置していたら、突発性難聴になっていたかもしれません。

いままでふつうに耳が聴こえていたのに、突然耳が詰まったり聴こえが悪くなったりすると、心配になって、うろたえてしまいます。突発性難聴は、一日も早い治療が有効とされていますが、内耳に注射をする治療だけは気をつけてください。この治療を受けると、鼓膜が振動しなくなり、その後は何をしても聴力が戻らなくなってしまいます。一般的に行われている点滴療法なら、心配はいりません。

突発性難聴もパニック障害と同じで、全身のねじれと顔のゆがみから起きるものです。耳の聴こえに違和感を持ったら、早めに体を矯正すれば発症を防げますし、聴こえも戻ります。

呼吸と密接な関係がある逆流性食道炎

逆流性食道炎は、胃酸や胃の中のものが逆流し、逆流してきた胃酸によって食道に炎症が起きる病気です。胸が焼けつくように痛くなったり、ムカムカしたりします。食道の病気とパニック障害に何の関係があるだろうと思われるかもしれませんが、この二つは体の奥でつながっているのです。

中学1年生のSさんは、逆流性食道炎の症状で、ご飯が食べられなくなってしまいました。胃酸が上がってきて、胸がムカムカして、気持ち悪くてしょうがないというのです。頭もボーッとして、しんどくて仕方がないのに、家族からは怠けていると思われていて、いつも怒られていたそうです。

Sさんは、胃がギュッと緊張しており、胃を取り巻く筋肉もこわばっていました。横隔膜も硬くなっていたので、深い呼吸ができていなかったと思います。そのため酸素不足で頭がボーッとしていたのですが、同時に胃も締めつけられて食べられず、逆流性食道炎の症状が起きていたのです。

原因は、腕の使いすぎです。Sさんはバレーボール部に所属しており、先輩に言われるままにいつも一人で重たいものを持ったり、運んだりしていたそうです。そのため、胃や心臓を取り巻いている体の前側の筋肉が硬くなり、呼吸筋や胃の動きが悪くなってしまったのです。

でも、体のねじれを取って、胃を取り巻いている筋肉をほぐしたり緩めたりすれば、胃も呼吸も楽になってきます。脳にも酸素が上がり、ボーッとすることもなくなります。Sさんは中学生らしい快活さを取り戻し、部活にも復帰しました。これも、パニック障害の一つ手前の症状です。

こういう人は気をつけてください

パニック障害は原因がわからないといわれていますが、私のところに来られる患者さんを見ていると、パニック障害になりやすい性格があるように思います。

一つは、強いストレスを抱えて育った方。二つめは、「ノー」と言えない我慢強い方。三つ目は、まじめで完璧主義の方です。昔でいうと、「おしん」のような、日本的な美徳にあふれたタイプです。そういう人がパニック障害を起こしやすいのは、とても残念なことですが、そういうことを知っていれば、自分で予防する手立てを打つこともできます。

●子どもの頃からのストレス

先ほど紹介した、長年精神科の薬を飲んでいたMさんは、小さいときから苦労の連続で、ずっと辛抱する生活を送ってきました。幼いときに里子に出され、育てのお母さんが病弱で、ずっとMさんが面倒を見てきたそうです。経済的には不自由しなかったそうですが、学校から帰ってくるとお母さんのおかゆ作りから始まり、身のまわりの世話をして、ほとんど自分の自由になる時間がなかったとのこと。

しかも、ご本人は子どものときに両ひざに亜脱臼を起こしてひざは痛いし、思うように歩けない状態です。いまの若い人たちには想像もできない、現代版「おしん」のような生活を送ってきたのです。

そういう長い間のストレスが体の緊張を高めて、呼吸が妨げられてしまうのです。

●「ノー」と言えない

Mさんも含めて、我慢強い人は注意が必要です。日本では、我慢強いことは素晴らしい資質の一つとされていますが、心身に思わぬダメージを与えてしまいます。

よく見かけるパターンは、三人きょうだいの真ん中の子どもです。たとえば上に兄がいて下に妹がいるケースだと、長男（兄）は初めての子どもでしかも男の子。祖父母や両親に手をかけられ、大事に育てられます。

次に生まれた子は、二人目ですからもうそんなに手をかけられることもなく、子どもの頃から一人遊びなどをして育ちます。その下に妹が生まれると、この子は末っ子なのでまたみんなに可愛がられて育ちます。

結局真ん中の子どもは、「いつになったら親は自分のほうを向いてくれるんだろう」

と思いながら、ずっと我慢しています。またいつも一人なので、なんでも一人でやる習慣が身についてしまっています。すると親は、「この子は放っておいても大丈夫」と思い、いつまでたっても目を向けられることがないのです。

こういう子どもは、「こっちを見て欲しい」という気持ちが強くありますから、何か頼まれたとき「ノー」と言えません。やりたくなくても、自分がやれば喜んでもらえる、こっちを向いてもらえると思うからです。

やりたくないのに「ノー」と言えないときは我慢しているので、グッと息を止めています。そういう習慣がつくと、呼吸がしにくくなって、パニック障害を起こしてしまうのです。

逆流性食道炎を起こしたSさんは、典型的なこのタイプでした。責任感が強く、「ノー」と言えないタイプで、頼まれたら、やりたくないことでも一生懸命やってしまいます。そういう性格が胃のまわりの筋肉の緊張を高めて、胃の働きや呼吸に影響を与えてしまうのです。

まじめで完璧主義

パニック障害を起こす人は、ほぼ例外なく、まじめな方です。そのまじめな性格がご本人を追い詰めて、パニック状態にしてしまうことがあります。

パニック発作を繰り返していたKさんも、まじめすぎるほどまじめな頑張り屋さん。なんでも一生懸命やりすぎる人です。仕事も家事も育児も完璧にやらなければ気がすまないたちで、体に力が入りすぎてしまうため、強く足を踏ん張ったり、歯をくいしばったりしてしまうのです。すると、ますます体が硬くなっていき、頭までコチコチになって、自分の状態がわからなくなってしまいます。それが頂点に達すると、パーンと倒れてしまうのです。

もう少し、体から力を抜けばいいのです。フーッと大きく息を吐いて、全身の力を抜くと、気持ちが楽になってきます。

私がしている施術も、体の力を抜くもので、力が抜けてリラックスすると、パニックは起こりません。日本人はみんなまじめで、そのまじめさが日本の経済成長を支えてきましたが、それがいきすぎると、病気になってしまいます。

パニック障害予備軍が増えている

パニック障害もその予備軍も、呼吸がうまくできないことにその原因があります。呼吸がうまくできないから、酸素を取り入れられず、脳に酸素が届かない。すると、不安感や焦燥感などが募って精神的に不安定になり、息が苦しくなってしまうのです。ところが、苦しくて息をしようと思っても、うまく息ができなくてパニックを起こしてしまうのです。

呼吸がうまくできないということは、鼻呼吸ができていないということです。鼻の中をうまく空気が通らないので、苦しくなって口を開けてしまう。口を開ければ自然に空気は入ってきますから、呼吸は楽です。ですからいつも口を開けて、口から空気を取り込もうとします。すると、ますます鼻呼吸ができなくなっていきます。

ですが、呼吸は口でするものではありません。鼻でするものです。鼻できちんと呼吸ができないから、パニック障害になってしまうのです。この呼吸については、次の章で詳しくお話しします。

それにしても、まわりを見回すと、口を開けたまま、ボーッとしている人のなんと多いことでしょう。このように無意識に口を開けている人は、間違いなく口呼吸をしています。そして、口呼吸をしている人は増え続けています。とくに子どもに多いことが、気にかかります。

これから、パニック障害の予備軍は、もっと増えていくでしょう。いまも、私のところに来られる患者さんたちの多くに呼吸困難が見られます。その人たちが全員パニック障害になるわけではありませんが、何も対処しなければ、いずれはパニック発作を起こすかもしれません。

いずれにしても、呼吸は生命の根源です。それがうまくできなければ、体のいたるところに不調が生まれてきます。

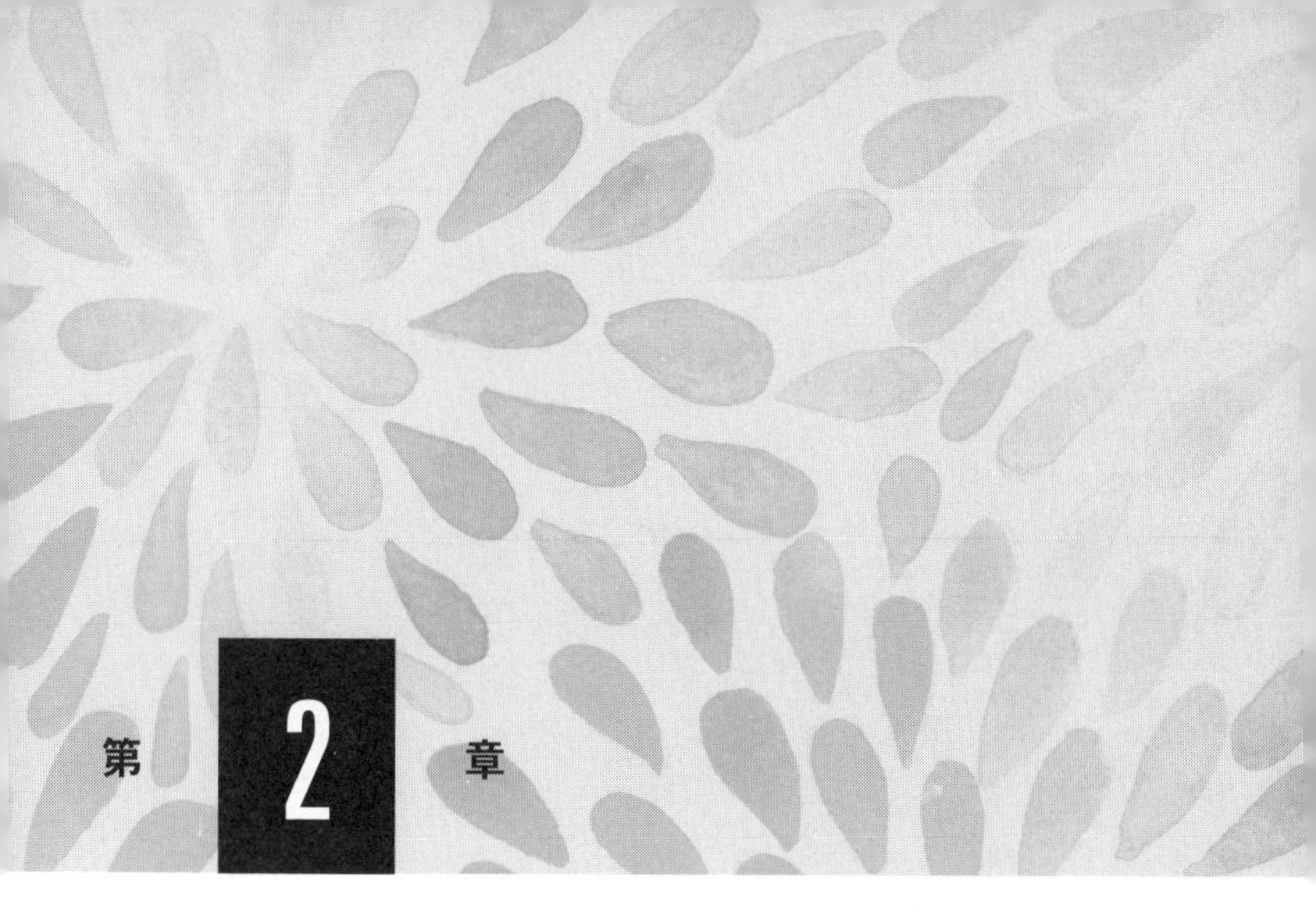

第2章

パニック障害のほんとうの原因は「脳の酸欠」

顔のゆがみでわかるパニック障害

パニック障害の患者さんは、顔を見るとだいたいわかります。ほかの症状の患者さんたちよりも、顔がきつくゆがんでいるからです。

「顔のゆがみなんて、だれにでもあります」

そうおっしゃる方がいるかもしれません。たしかに、どんな人でも多少の顔のゆがみはあり、それは個性のうちに入るかもしれません。でも、パニック障害の方の顔のゆがみ方は、私から見ると、はっきり違います。

まず、顔のつくりが、左右不揃いです。眉、目、耳は左右に一対ずつありますが、その位置や高さがずれていたり、形や大きさが違ったりします。また、あごの形にも左右差があったり、ずれていたりします。

顔のなかで私がまず見るのは、目です。目は、顔のなかでいちばん表情が豊かで、よく動くところです。ですからどうしても、そこに目がいくのですが、この目の左右差が、顔のゆがみの出発点になることが多いのです。

目には、見るときによく使う利き目と、あまり使わない目があります。この二つの目には、程度の差はあれ、視力差があります。たいていは、利き目のほうが視力はいいです。なので、利き目はよく見て、たくさんの情報を得ようとするので、だんだん眼球が顔の正面のほうに寄る感じになります。すると、鼻の利き目側の鼻腔を圧迫するようになります。すると、鼻がゆがみ、鼻の穴の形も左右で違ってきます。

一方、利き目ではないほうの目は、利き目とは逆に外側に寄る感じになり、全体として利き目が前（正面）を向くような形で顔がゆがみます。

その結果、顔の面積は利き目側が広くなり、あごや口の位置も利き目側が上がるようになります。ところが口の中は逆に狭くなり、利き目側の歯が当たりやすくなります。すると、利き目側の歯でよく噛む「片噛み」をするようになります。

片噛みが習慣になると、下あごと上あごの連結部である顎関節（がくかんせつ）がずれて、左右の顎関節の高さが違ってきます。その状態で噛んでいると、上あごと下あごが前後にずれる形でねじれてきます。

こうして顎関節がゆがむと、耳の位置もずれ、耳の穴も大きさも違ってきます。利き目側の耳は穴が小さくなり、聞こえが悪くなっていきます。

顔のゆがみは、このように利き目を起点にして、どんどん広がっていくのです。

ところで、利き目のほうが視力がいいので、目もぱっちりと大きく開いていると思うでしょう。ところがそうではなく、むしろ使いすぎて目がショボショボしていたり、細かったり小さかったりすることが多いのです。利き目ではないほうの目は、あまり使われないので疲れることがなく、外見上は大きくてきれいな形をしています。面白いものですね。

顔のゆがみは、もちろん顔だけにとどまりません。顎関節がゆがめば、それにともなって頸椎もゆがみますから、そこから背骨がゆがみ、背骨を支えている骨盤まで影響が及ぶことになります。この体のゆがみ、ねじれについては、別のところで詳しくお話しします。

顔のゆがみが呼吸を妨げる

私がパニック障害に気づいたきっかけは、前の章でも書きましたように、患者さんたちの呼吸でした。どの方も呼吸が浅く、鼻呼吸がきちんとできていないのです。なぜ鼻呼吸ができていないのでしょうか。その理由はすぐにわかりました。顔がゆがんでいるからです。

顔がゆがむ大きな原因は、片方の目（利き目）をよく使うからですね。利き目をいつも使っていると、利き目の眼球がだんだん中央（鼻のほう）に寄ってきて、少しずつ、鼻を押すようになります。この眼球の動きは、左右の視力差が大きいほど大きくなります。

右目が利き目の場合でお話しすると、鼻の右側が押されます。すると、鼻の右側の鼻腔がだんだん狭くなって、空気が通りにくくなります。

鼻の通りが悪いことなどよくあることですが、片側の鼻の空気の通り道がふさがれるだけでも、呼吸はしにくくなります。

また、右目の眼球がだんだん副鼻腔の中に入り込んで、副鼻腔炎（蓄膿症）を起こすこともあります。炎症が起きれば膿や鼻汁がたまり、さらに空気の通りが遮られてしまいます。すると、ますます鼻呼吸がしにくくなって、息苦しくなります。

息苦しいと、夜寝つけず、十分な睡眠をとれなくなってしまいます。すると、疲れが翌日まで残ってしまい、やる気が出なかったり、集中力や思考力が低下して、仕事にも家事にも支障をきたしたりするようになります。また睡眠不足が続けば、免疫も低下していきます。

利き目の右目は左目の働きをカバーするために、左のほうにはよく動きますが、右側には動きにくくなります。こうして右目が中央に寄る一方で、使わない左目はさらに左に寄り、眼窩の外側の骨に当たって行き場を失い、眼球が変形してきます。

その結果、片方の目の視力がさらに落ちたり、眼圧が上がって緑内障になったり、耳の位置がずれて音が聴きにくくなったり、耳鳴りがするようになります。また呼吸

利き目の違いによる頭部のねじれ

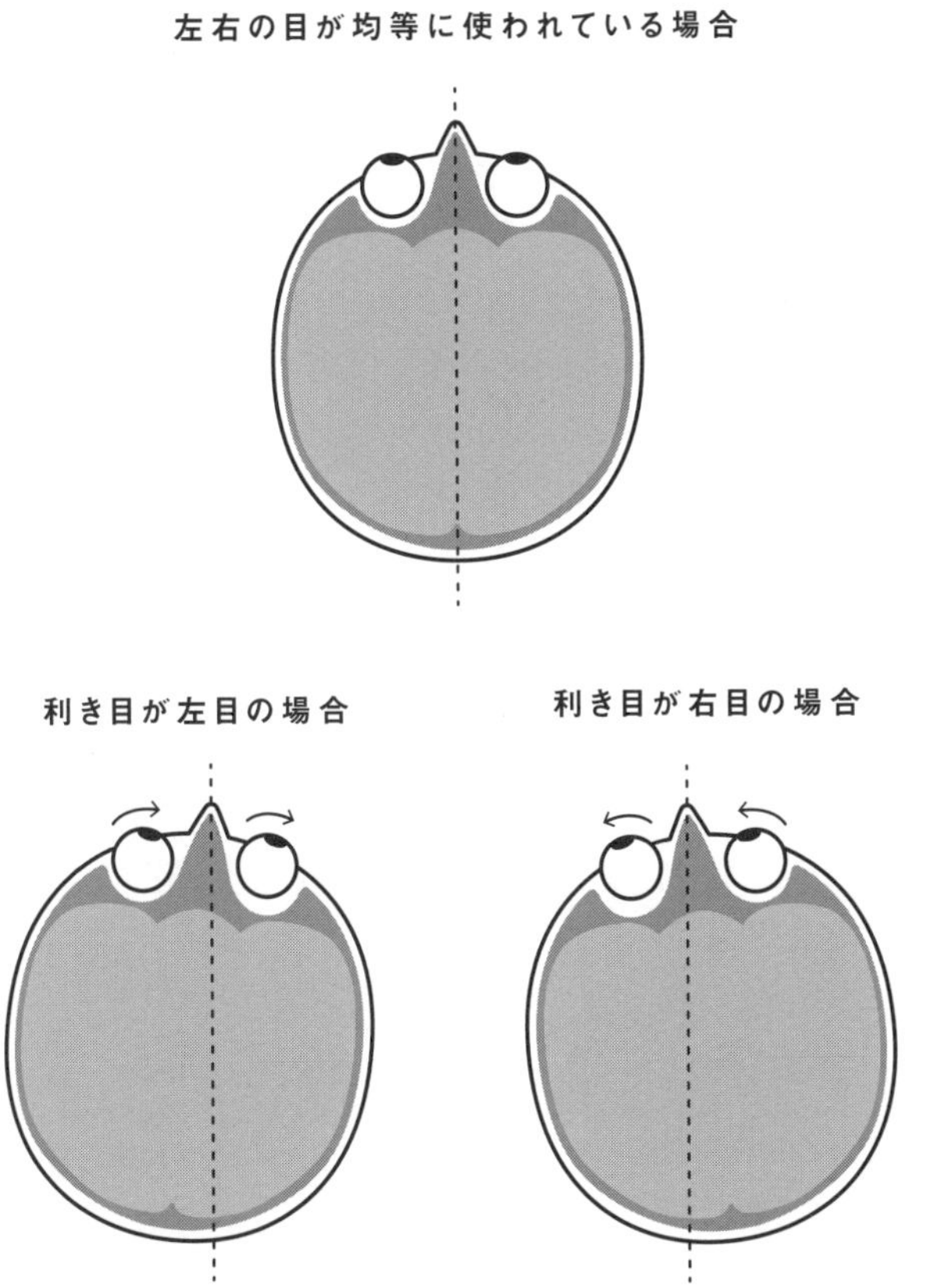

片方の利き目によって頭部がねじれ、鼻腔が狭まり、脳の酸欠を招く

が苦しくなれば、脳に酸素が上がらなくなって、パニック発作を招くことになります。

顔のゆがみの最大の原因はスマホの使いすぎ

人の体には使いやすい側と使いにくい側があるので、利き目をよく使うのは仕方のないことですが、それを助長しているモノがあります。それは、携帯電話やスマートフォンです。私は、これが顔のゆがみを引き起こす最大の原因だと考えています。

私がこの仕事を始めた頃は、まだ携帯電話を持っている人はそんなに多くありませんでした。ところがここ20年くらいの間に、爆発的に普及しました。

それにともなって、目に由来する症状――視力の低下、眼精疲労、眼圧の上昇、耳のつまりや難聴など――が増えてきました。その究極の症状が、パニック障害といっていいでしょう。私が開業した頃は、ほとんどパニック障害の患者さんはいらっしゃいませんでしたから、まさに現代病といっていいと思います。

顔のゆがみの最大の原因はスマホ

スマホは斜めから、
しかも長時間、
見ていることが多い。
その結果、顔にゆがみが……

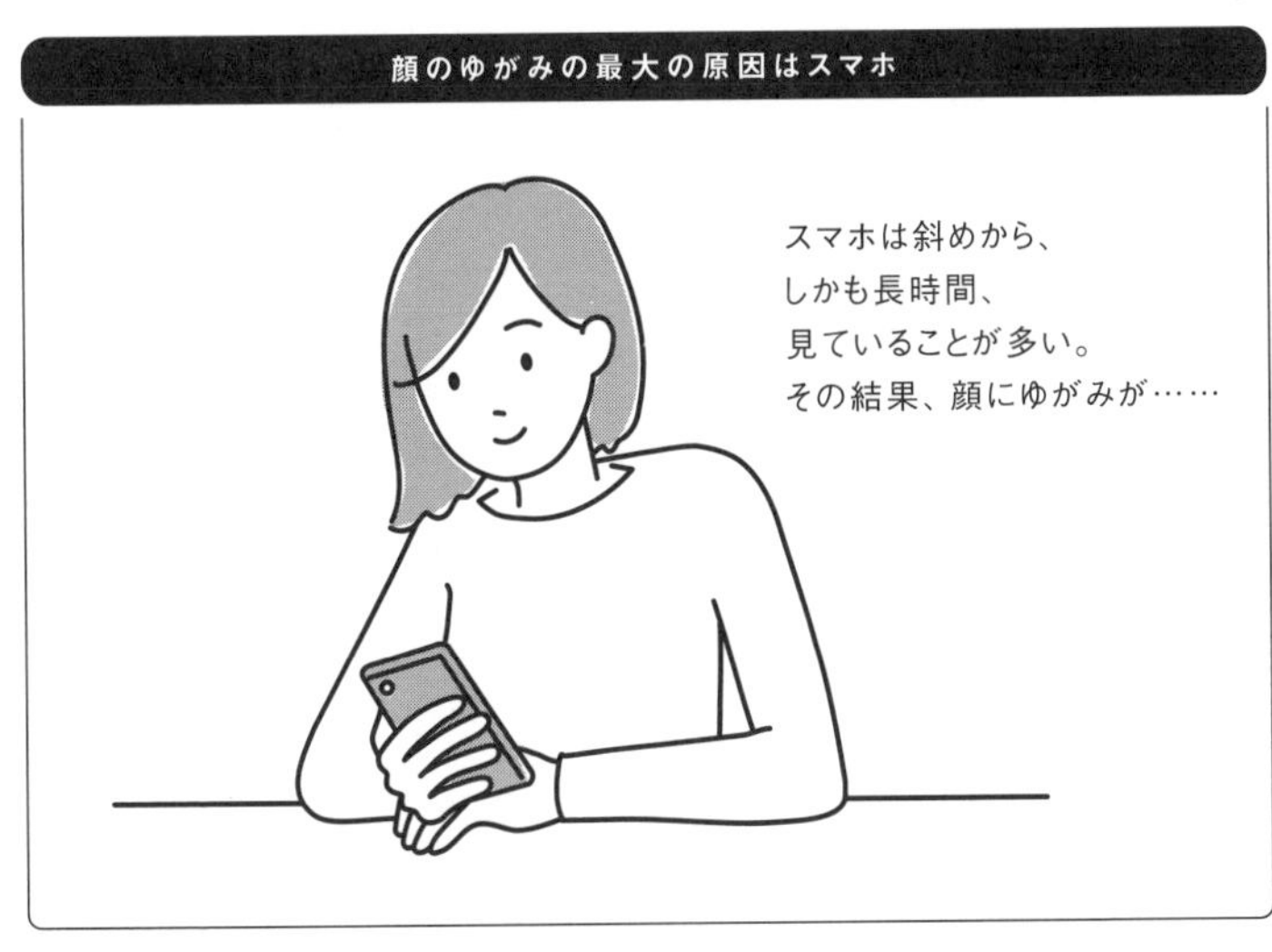

なぜ、スマホが良くないのでしょうか。

スマホを見るとき、ほとんどの人は片方の目で見ています。パソコンのように画面が大きければ、両方の目で均等に画面を見ることができます（それでも片目で見ている人は多いのですが）。しかしスマホのような小さな画面のものを、わざわざ顔の正面に持ってきて見ることはありません。顔の斜め前に持ってきて、利き目で見ることが多くなります。

しかも、いまはスマホを見ていない時間がないくらい、誰もが長時間、スマホを操作しています。長時間、片目（多くは利き目）でスマホを見続けていると、見ている目がどんどん鼻のほうに寄ってきて、鼻腔を圧迫し、鼻呼吸がしにくくなることはすでにお話ししたとおりです。

さらに悪いことに、椅子に腰かけて足を組みながらスマホをいじったり、ベッドに寝そべりながらゲームをしたりする人がいます。長時間そういう悪い姿勢でスマホを操作し続けたら、体はねじれ、その影響で顔も複雑にゆがんできます。呼吸ができにくくなるうえに、体のねじれが血流を悪くして、脳血流を低下させます。すると、脳は厳しい酸欠状態に陥ります。

いまは小学生でもスマホを持つ時代です。口をぽかんと開けたまま、夢中になってスマホを操作している子どもたちの姿を見ていると、子どもたちの将来が思いやられます。ますます鼻呼吸ができなくなって、脳に酸素が行かず、勉強にも集中できなくなってしまうでしょう。そうしたことの先に、パニック障害が待っているのです。

いま、体がねじれたり、顔がゆがんだりしている子どもが増えています。そのゆがみやねじれが固定化されないうちにもとに戻してやることが、将来の子どもたちの健康を守るために、とても大事です。

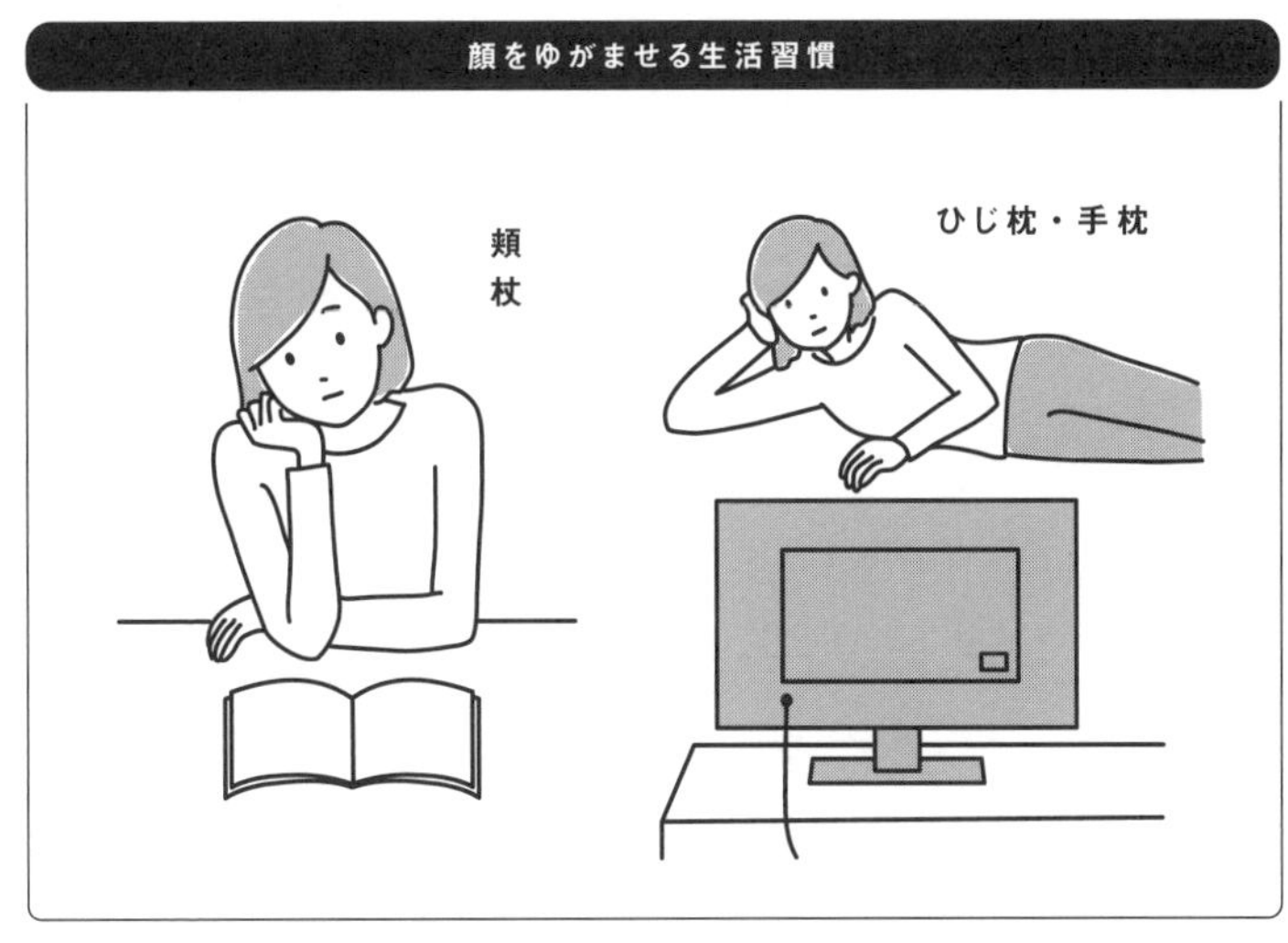

こんな習慣にも注意して

顔をゆがませる生活習慣は、スマホだけではありません。普段何気なくやっている頬杖や、毎日のシャンプーにも注意が必要です。

・頬杖、ひじ枕、手枕

机の上で頬杖をついたり、テレビの前にゴロッと寝転んでひじ枕をついたりするとき、いつも同じ側の手で、頬杖やひじ枕をついていませんか。人には、それぞれ固有の体の流れがあるので、こうしたクセは、たいてい同じ側ですることが多くなります。

たとえば、いつも右側に頬杖をついていたり、ひじ枕をしていたりすると、右のあごが押されてだんだん左に曲がってきます。そのあごの骨に押されて、鼻や口も曲がってきて、顔がゆがんでいきます。これも、鼻の通りを悪くします。

・シャンプー、ヘッドスパ

頭に無理な力を加えたりするのも、顔がゆがむ原因になります。第1章でご紹介した看護師のNさんは、手術中にヘルメットをかぶっており、それが頭蓋骨を圧迫して、顔をゆがませる原因になっていました。

シャンプーや、いま流行りのヘッドスパも注意が必要です。強い力で頭皮をマッサージしたり、ゴシゴシ洗ったりすると、頭皮が引っ張られて、ずれてきます。それに引っ張られるように、両耳の穴の位置もだんだんずれてきます。耳の穴は、左右が揃っていないといけません。

また、髪の毛の流れも、変わってしまいます。人の体には、その人固有の体の流れがあり、髪の毛もそれに従って流れています。ところが、強い力で頭皮が引っ張られると、髪の毛も一緒に引っ張られて、髪の毛の流れが本来の流れとは違う方向に流れてしまうのです。すると、頭皮上にある無数のツボに影響を与えて、頭皮の血流を低下させたりすることもあるのです。

シャンプーやヘッドスパは、やさしく、ソフトに行ってください。できれば、本来の髪の流れに沿って洗ったり、マッサージをしたりするのが望ましいと思います。

顔のゆがみが脳を圧迫する

顔がゆがむと、脳にどのような影響が出るでしょうか。いうまでもなく、顔は頭蓋骨の一部ですから、顔がゆがんでいるということは、頭蓋骨もゆがんでいるということです。目や耳や鼻は、頭蓋骨の中で脳の神経とつながっています。ですから、顔のゆがみは当然、脳にも影響します。

それを私に教えてくれたのが、一枚の古い写真でした。10年ほど前に撮られたもので、脳を、鼻の穴が見える位置で輪切りにして写したものです。

これを見ると、脳が左右で大きくゆがんでいることがわかります。とくに鼻の穴のトンネル（鼻腔）や耳に注目してください（番号7が鼻腔、左右中央あたりについているのが耳）。左側の鼻腔がゆがみ、耳の位置がずれて耳の大きさもずいぶん違います。

このずれの原因になっているのが、左側の鼻腔を覆っている白い塊です。

長いこと私は、この白い塊は何だろうとずっと思っていましたが、最近ようやく、その正体がわかりました。鼻汁です。片方の鼻が鼻汁で詰まっているために、鼻腔がゆがみ、前頭葉を圧迫して、あごまでずれています。だから、こんなに耳の位置や大きさが違うのです。

解剖学の医師によると、脳の形は一人ひとり違うそうです。生まれつきの脳の形もありますし、その後の生活習慣や、事故などの影響も受けるでしょう。でも、鼻汁が詰まるだけでも、脳の形は変わってしまうのです。

この方は、長年蓄膿症を患っていたのでしょう。これだけ鼻汁が詰まっていたら、

脳の圧迫を示す脳のスライス写真

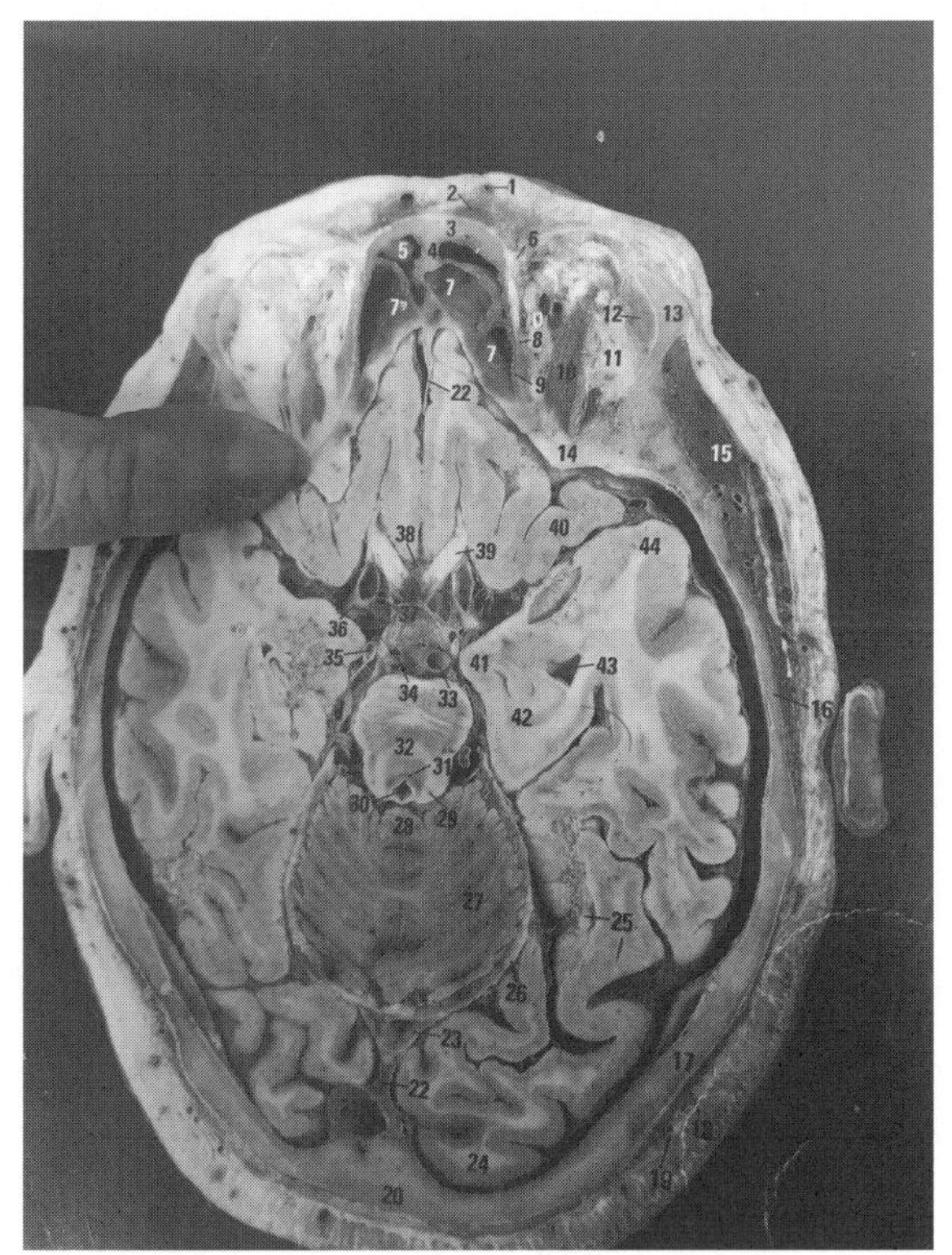

上中央の番号7が示しているのが鼻腔。
左側が大きくゆがんでいるのがわかる

左側の鼻は息が通らないでしょうし、深く息を吸うこともできないでしょう。これでは脳に酸素が上がっていきませんから、脳が酸欠状態であったことは疑いの余地がありません。

この方がパニック障害を起こしていたかどうかは定かではありませんが、その後、鼻汁がたまっていた側の左目が失明して、亡くなられました。

失明の原因は、頭蓋骨のゆがみからくる脳やあごやまぶたのずれによって、目に負荷がかかりすぎていたせいではないかと推測されます。いずれにしても、これだけ顔にゆがみがあって、前頭葉が圧迫されていたら、いつパニック障害を起こしてもおかしくありません。

逆にもし、こうした顔のゆがみを矯正して、左側の鼻の通りが良くなっていたら、当然鼻汁が詰まることもなく、失明もしなかった可能性もあります。仮定の話をしても仕方ないことですが、この方を施術できなかったことが残念です。

頭蓋骨を調整するとこんなに呼吸が楽になる

私が行っているバランシングタッチ療法については、第4章で詳しくお話しします が、私がパニック障害の患者さんに必ず行っているのは、頭蓋骨の矯正です。

施術の前に、まず患者さんの顔をチェックします。目が両方ともまっすぐ前を見ているか、耳の穴が左右対称の位置にあるか、顎関節が左右平行か、あごがずれていないか、舌が上あごに当たっていないか。そういうところをチェックして、顔と頭蓋骨の施術を行います。

そのときのポイントは、顎関節と股関節（骨盤）を揃えることです。顔や体にゆがみがある人は、顎関節と股関節の位置がS状にねじれています。S状というのは、前後、上下、左右という三次元的なゆがみのことです。これを揃えるだけで、脳へ行く酸素の通り道ができて、呼吸が楽になるのです。

実際に施術を受けられた方は、施術が終わると必ず、「あーっ、息が楽になった。こんなにたくさん息を吸えるなんて、何年ぶり！」と、感動されます。酸素がたくさん吸えるので、血流も良くなって、顔がピンク色に輝いてきます。

顔がゆがんで呼吸がきちんとできないと、脳に酸素が上がっていきません。脳が酸欠になると、不安感や焦燥感が強くなって情緒が不安定になり、もっと息を吸おうとします。ところが、鼻の通りが悪くて息が吸えない。呼吸ができない。苦しい。それで、パニックになってしまうのです。

でも、顔のゆがみを取って空気の通り道が確保されれば、格段に息をしやすくなります。その状態が維持できれば、パニックの発作を起こすこともなくなるのです。

こういう患者さんの例がたくさんあったからこそ、私は「パニック障害は脳の酸欠だ」と確信するようになったのです。

脳の酸欠が解消すれば認知症も防げる

パニック障害ではありませんが、顔のゆがみを矯正して脳の酸欠が解消されたわかりやすい例があります。91歳になるTさんという女性です。

Tさんはいまもお元気で、頭もしっかりされています。定期的に私のところに来られて体のメンテナンスをされていますが、最近こうおっしゃるようになりました。

「先生、私ね、ちょっとものを忘れるようになったの。いよいよ認知症かしら…」

お顔を見ると、いつもより顔にゆがみがあります。目、鼻、口の位置が、少しずつ、ずれているのです。しかも、顔に生気がありません。私は、すぐに原因に思い当たりました。

Tさんは左利きの方で、91歳になっても、お箸やペンは左手で持っています。ところが、子どもの頃に左利きを右利きに矯正されて、以前は右手を使っていました。それで、ちょっと油断すると右手を使ってしまうのですが、それが多くなると、顔がゆがんでくるのです（この右利き、左利きについては、大事なことなので次の章で詳しくお話しします）。

私はすぐに頭蓋骨の調整をして、顔のゆがみを直しました。すると、Tさんの表情がみるみるうちに変わり、いつものように目に光が宿り、しっかりした顔つきになったのです。

「あーっ、これなら大丈夫。よう喋れるようになったし、頭がスッキリした」とTさんは大喜び。私も、ホッとしました。

人は誰でも、加齢とともに呼吸が浅くなっていきます。Tさんの場合は、パニック障害のような症状はありませんが、浅い呼吸に顔のゆがみが重なると、脳に酸素が行きにくくなり、もの忘れが進んでしまうのです。

もの忘れや認知症もパニック障害と同様、脳の酸欠によって起こります。お年寄りは若い人のように急激に酸欠になることはなく、少しずつ酸欠になっていくので、パニック障害のような強い症状は起こりません。でも、パニック障害と同じことが起きていて、それが認知症やもの忘れのような症状として現れるのです。

認知症は、まだ良いお薬が開発されていないそうです。ですから、何よりも予防が大切です。少しでもおかしいと思ったら、脳の酸欠を疑ってみてください。Tさんのように、顔のゆがみや体のねじれがあるかもしれませんから、それを矯正して、呼吸に気をつければ、認知症も予防できます。

脳は酸素をたくさん必要としている

さて、ここで少し脳の話をしましょう。

脳は、体の中でもっとも酸素の消費量が多い臓器だそうです。大人の脳は1400gほどで、60kgの体重の人なら、全体重のわずか2%程度しかない、小さな臓器です。ところが、この小さな臓器は、酸素を大量に使います。何と、脳の酸素消費量は、全身の消費量の25%も占めているのです。脳は大量の酸素を必要としており、その大量の酸素によって、脳の活動が成り立っているのです。それだけ、大事な働きをしているということでしょう。

そういう大事な仕事をしている脳に酸素が上がらなくなったら、神経細胞は死んでしまい、脳は萎縮していきます。

その影響を強く受けるのが、海馬や大脳新皮質にある前頭葉や後頭葉です。海馬が萎縮すれば記憶力や認知能力が低下してしまいますし、前頭葉や後頭葉がガチガチに硬くなると、人間らしい思考や判断ができなくなったり、目の痛み・緊張、頭痛、眼圧の上昇、難聴など、さまざまな症状が出てきたりします。

こうして脳の機能が低下すると、心の状態も不安定になってきて、緊張や不安が高まって、無意識のうちに息を止めてしまいます。すると胸が苦しくなってますます息ができなくなり、混乱してパニックに陥ってしまうのです。

最初は軽いパニック発作でも、それをくり返すうちに不安や恐怖が大きくなり、さらに大きなパニック発作を引き起こすようになります。そして外に出られなくなったり、狭いところに入ると息苦しくなったり、意識を失って倒れたりするようになるのです。

正しい呼吸、できていますか

脳に酸素を送るためには、まず、呼吸がきちんとできていなくてはなりません。それができていないから、パニック発作を起こしてしまうのです。そこで、呼吸について考えてみましょう。

みなさんは、正しく鼻で呼吸をしているでしょうか。呼吸は口でするものではなく、鼻でするものです。医学の分類でも、口は消化器、鼻は呼吸器です。呼吸によって鼻から入った空気は、鼻腔を通る間にホコリや細菌などの異物が取り除かれ、適度な温度と湿り気を帯びて気道に入っていきます。鼻には、呼吸器としての機能がきちんと備わっているのです。

にもかかわらず、口呼吸している人が多いのはどういうわけでしょうか。それは、鼻で呼吸をするのが苦しいからで、その原因は、再三申し上げているように、顔のゆがみにあります。

もう一つ気をつけていただきたいのが、舌の位置です。みなさんの舌は、普段どこにありますか。上あごにくっついていませんか。歯医者さんに行くと、舌を上げて上あご（口の天井）にくっつけるように指導されることが多いと思います。でも、その指導のとおりにすると、鼻呼吸が妨げられてしまいます。

舌が上あごにくっついていると、舌が口を塞いでしまいます。すると、息を止めてしまうのです。でも、舌を下ろして下の前歯の内側にその先を当てると、空気の通り道をふさがず、鼻呼吸が自然にできて、たくさん空気を取り込めるのです。

試しに、「さしすせそ」と言ってみてください。さ行が言いにくい人は、舌が上に上がっているからで、空気が入らないからです。舌を下の歯の内側におくと、空気がたくさん入って、滑舌がよくしゃべりやすくなります。

舌の位置といえば、先ほども少し触れましたが、本来左利きの人が右を多く使っていると、滑舌が悪くなります。これは、舌先が歯の裏についていなかったり、口内の中空で舌を泳がせてしゃべったりするからです。私はこれを「中間でしゃべる」と言っていますが、有名な政治家のなかにも、そんな方がいらっしゃいますよね。ところで、最近は硬いものをあまり食べなくなりました。食事のときによく噛まないので口の筋力が低下して、口もとが緩みやすくなっています。すると、鼻で息をするのが苦しくなったとき、無意識に口が緩んで口呼吸になってしまうのです。

私は、呼吸ができていない方や、口呼吸の方を施術するとき、変化がよくわかるように、顔を片側ずつ施術します。すると、鼻の半分だけ、スーッと空気が入り、出て行きます。「ああっ、鼻が通った」と、みなさんおっしゃいます。それで、もう反対側も施術すると、そちらも通るようになって、ちゃんと両方の鼻で呼吸ができるようになるのです。

そのとき初めて、鼻で呼吸していなかったことに気づく人もいます。また、息がたくさん吸えるようになったことに驚く人もいます。自分の呼吸にはあんがいみなさん無関心で、正しく呼吸ができていないことに気づいていない人が多いのです。

無意識に息を止めていませんか

鼻呼吸のほかにも、脳の酸素不足を招く要因はあります。

これも気づいていない人が多いのですが、どんな人にも、無意識に息を止めている瞬間があります。小説などを読むと、「息を詰めてじっと見つめていた」というような表現が出てくることがありますが、緊張したり、何かに夢中になったり、ストレスがかかったりすると、人は知らないうちに息を止めているのです。

楽しいことで息を止めるならまだいいのですが、緊張やストレスで息を止めると、脳は確実に酸素不足になります。

私がご紹介した患者さんの症例で、歯を食いしばったり、足の踏ん張りが強かったりする人にパニック障害が多いことに気づかれたでしょうか。歯のくいしばりや足の踏ん張りは、体が強く緊張していることの表れで、食いしばっているときや踏ん張っているときは、体がこわばり、息を止めています。そういう時間が長くなればなるほど、息を吸えなくなってきます。そういうときは体が緊張で硬直しているため、血流も悪く、酸素が脳に上がりにくくなります。

また、我慢も良くありません。つらいことに耐えたり、痛みに耐えたりしているときは、息をじっと詰めていることが多いものです。歯を食いしばったり、足を踏ん張ったりするのと同じで、体が緊張し、こわばって、息ができなくなっているのです。ストレスに耐えて我慢している人ほど、脳に酸素が上がりにくくなります。

呼吸は、自律神経と深い関係があります。深いゆっくりした呼吸をしているときは、副交感神経が優位になって、心身がリラックスしています。一方、ストレスがかかったり、我慢しているときは、交感神経が緊張して、呼吸が浅くなったり息が止まったりします。普段からゆったりした気持ちで過ごして、副交感神経を優位にして、脳に酸素をたくさん送ってあげることが大事です。

呼吸が招く負のスパイラル

鼻呼吸に比べて口呼吸では、空気をたくさん取り込むことができません。取り込んだ空気は、肺には行きますが、ある程度までしか肺に入らないのです。

私のところには、肺の病気の方も来られます。ある肺気腫の患者さんは、肺胞が壊れているためにうまく息を吐けませんでした。そのうえ口呼吸でしたから、息をあまり吸えませんでした。

この患者さんには、体のねじれを矯正する前に、まず顔のゆがみを取って鼻呼吸ができるような施術をしました。すると息が楽に吸えるようになって、体がとても楽になったと喜んでおられました。肺気腫を治すことはできませんが、呼吸の仕方は変えられるのです。

鼻呼吸でたくさん息を吸えるようになると、血流が良くなって白血球や赤血球の数値が改善してきます。赤血球には酸素を運ぶ役目がありますから、赤血球の数値が上がれば脳にも酸素がたくさん行くようになります。また、白血球の数値が良くなるということは、免疫機能が上がったということです。

このように鼻呼吸になるだけでも酸素のめぐりは良くなりますが、さらに体のねじれやゆがみを矯正することで全身の血流が良くなり、どんどん良い方向に改善していきます。

反対に口呼吸をしていると、吸い込んだ空気が少ないので、血流に取り込まれる酸素が少なく、脳に酸素が十分に行きわたりません。血流が少ないので白血球も少なく、免疫も上がらないという負のスパイラルにはまってしまいます。

そもそも口呼吸自体が、健康に良くありません。口を開けて息をしていると、外の乾燥した空気が直接気管に入って、のどにある扁桃という免疫組織を直撃します。それによって免疫力が低下したり、アレルギーを起こしやすくなったりします。また、口が乾いてしまうので唾液の分泌が減って、口の中の殺菌・消毒作用が効かなくなってしまいます。口呼吸は、病気の入り口なのです。

パニック障害を治すには、まず呼吸を改善して、脳の酸欠を解消することが近道です。そのうえで、根本治療である体のねじれを取っていきます。

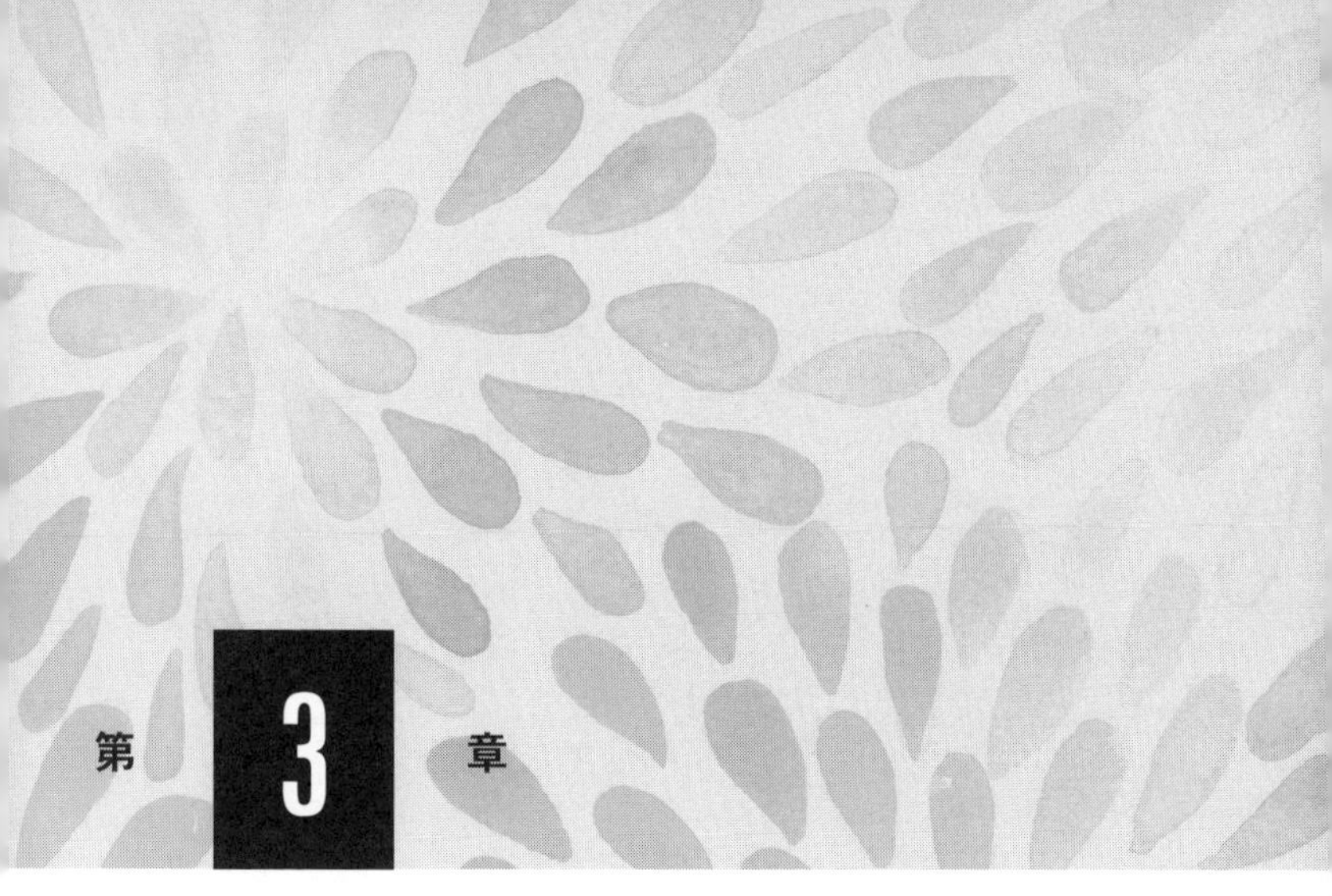

パニック障害の原因、脳の酸欠は体のねじれから

体のねじれは万病のもと

長年患者さんの体を拝見してきて、私が行き着いたのは、体のゆがみ、ねじれにこそ不調の原因がある、ということでした。人にはそれぞれ体のクセがあり、体の使い方も人によって違います。ですからどんな人の体にも、多少のねじれやゆがみはあります。ですが、そのねじれが顕在化し、固定化すると、体に「症状」となって現れてきます。

首や肩がこる、背中が痛い、腰が重だるい、足の関節やすじが痛い、目の奥がチカチカする、頭が重い・痛い、耳が詰まって聴こえにくい……。どれも、よくある症状です。病院に行くほどではないけれど、ご本人にしてみればつらいし、うっとうしいでしょう。

これらの症状の多くは、病院に行っても異常が見つからず、たいていは、「年のせい」「ストレスの影響」などで片付けられてしまいます。こうした原因のわからない不快な症状を、「不定愁訴」といいます。

不定愁訴は、女性に多い傾向があります。私のところに来られる患者さんは9割が女性ですが、不定愁訴を訴えて来られる方が多く、しかも症状がいくつもあり、それが全身にわたっています。

こうした不定愁訴の多くは、体のねじれやゆがみから発生しています。ですから、いくら病院で調べても、原因はわからないのです。

不定愁訴を放置すれば、やがて大きな病気につながる恐れがあります。ですから、不調を感じたら、なるべく早く対処することが大事です。対処が遅くなって、体のねじれが固定化すればするほど、改善に時間がかかります。

バランシングタッチ療法は、こうした体のねじれや顔のゆがみを取る施術です。この施術で体のねじれがほどけると、体が柔らかさを取り戻し、血液がすみずみに届いて、手足の末端まで温かくなります。「ああっ、血がめぐっている！」と、声を上げる方もいらっしゃいます。

それとともに、症状も少しずつらくになっていきます。ねじれがほどけてきたことが、頭ではわからなくても、体はわかるのです。そして、体があるべき姿に戻ったとき、それまでの不調はほとんど消えています。

体のゆがみ・ねじれは万病のもと。私がこのように断言するのは、こうした患者さんの例を、数え切れないくらい見てきたからです。

体は知らないうちにねじれている

多くの人は、知らないうちに、自分で病気のもとをつくっています。病気のもととは、体のねじれのこと。ねじれの原因は、みなさんが無意識に行っている毎日の習慣のなかに潜んでいるのです。

たとえば、椅子に腰かけたとき、足を組むクセはありませんか。ショルダーバッグをいつも同じ側の肩にかけていませんか。食事のとき、いつも同じ側の歯で噛んでい

体がねじれる生活習慣

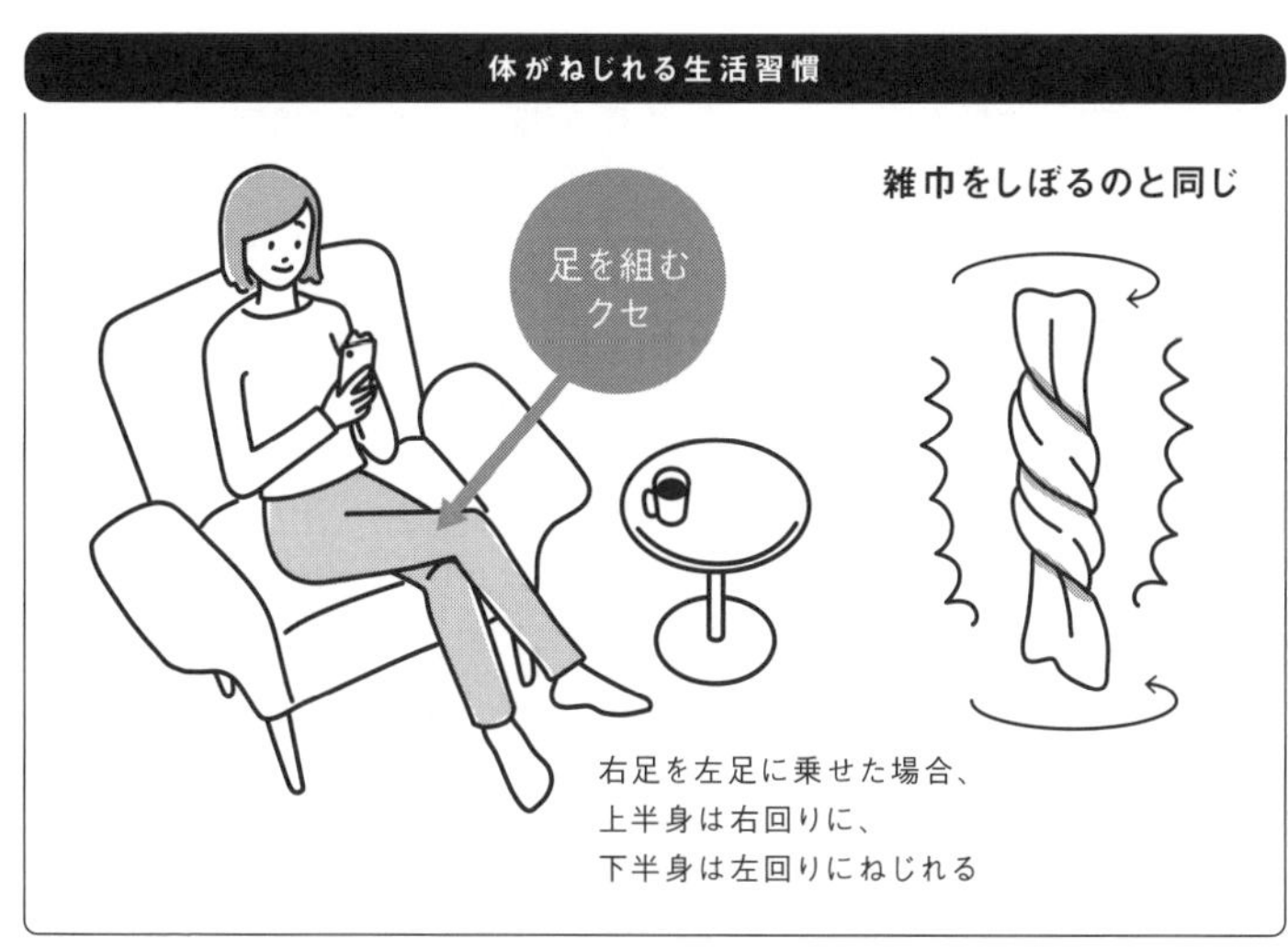

ませんか。頬杖を同じ側にばかりついていませんか。いずれも、誰でもやっていそうな、ありふれたクセです。

でも、このように、同じ側だけを使う体のクセがあると、体は少しずつねじれていきます。

足を組む場合を考えてみましょう。右足を左足に乗せるクセがある人は、上から見ると下半身は左回り（逆時計回り）に強くねじれ、上半身はバランスをとるために右回り（時計回り）にねじれます。腰（骨盤）を境に、上半身と下半身が反対回りにギュッと、ちょうど雑巾をしぼるようにねじれるのです。

もちろん、1回や2回足を組んだからといって、すぐに体がねじれてしまうわけではありません。通常は、ねじる動作をしても、姿勢をもとに戻せば、ねじれていた筋肉や骨格はもとの位置に戻ります。

ところが、同じ足の組み方を一日に何回もくり返し、それを何年も続けていたらどうでしょうか。体のねじれが固定化されて、もとに戻らなくなってしまいます。このときねじれるのは、骨格ではありません。筋肉や筋です。

骨は一本一本バラバラにあるのではなく、関節で連結されて骨格を形成しています。その上を取り巻くように、複数の筋肉が部分的に重なり合いながら、関節をまたいで接合し、複雑な体の動きができるようになっています。

そのとき、体を動かしているのは骨ではなく、筋肉です。「体を動かせ」と脳が指令を出すと、その指令は神経を介して筋肉に届き、筋肉がそれに反応して縮んだり伸びたりして、脳の指令どおりに体を動かすのです。この筋肉の動きに引っ張られるように、骨が動きます。

普段の生活で、体の片側ばかり使ったり、同じ方向に動く動作ばかりしたりしていると、だんだんその方向に筋肉が伸びて、それが固定していきます。その伸びた筋肉に骨が引っ張られ続けると、今度は骨格がゆがみ、体がねじれてしまうのです。

ただし、筋肉のねじれはレントゲンには写りません。バランシングタッチ療法は、その見えない筋肉のねじれを調整することによって、筋肉の流れをもとに戻す施術です。筋肉が戻れば、骨も連動してもとの正しい位置に戻っていきます。

体のねじれは骨盤のゆがみから始まる

体のねじれには、多くの人に共通するパターンがあります。

体のねじれが生じるときに、最初にゆがんでくるのは、体の中心にある骨盤です。骨盤は、上は背骨につながり、下は股関節で左右の大腿骨につながっています。つまり、体の上半身と下半身をつなぎ、かつ、左半身と右半身をつないでいる、体のかなめとなる骨です。したがって骨盤のゆがみは、全身のねじれに大きく影響します。

骨盤は一つの大きな骨の塊のように見えますが、そうではありません、複数の骨がいくつも結合したものです。ですから腰が自由に動くわけですが、自由に動くということは、変形しやすいということです。実際に患者さんの体を見ると、ほとんどの方の骨盤は、前後、左右、上下と、さまざまなパターンでゆがんでいます。

骨盤がゆがむと、骨盤に連結している背骨もゆがんできます。すると、そのゆがみのバランスを取ろうとして、肩が前後、左右、上下にゆがんできます。

たとえば、骨盤の右側が前に出て上に上がるような形でゆがむと、右肩はその逆に後ろに引いて、下に下がるようにゆがみます。肩と骨盤は、骨盤が上がれば肩は下がるというように、非対称の形をとることによってバランスをとるのです。

肩がゆがむと、肩関節でつながっている腕が、肩のゆがみに合わせてねじれてきます。また骨盤が前後、左右、上下にゆがむと、それにともなって左右の足がねじれてきます。足が内側や外側にねじれる内反足、外反足は、こうした骨盤のゆがみによっても起きます。

このように、ウエストと骨盤を中心に大きくねじれた姿勢が習慣となって何度もく

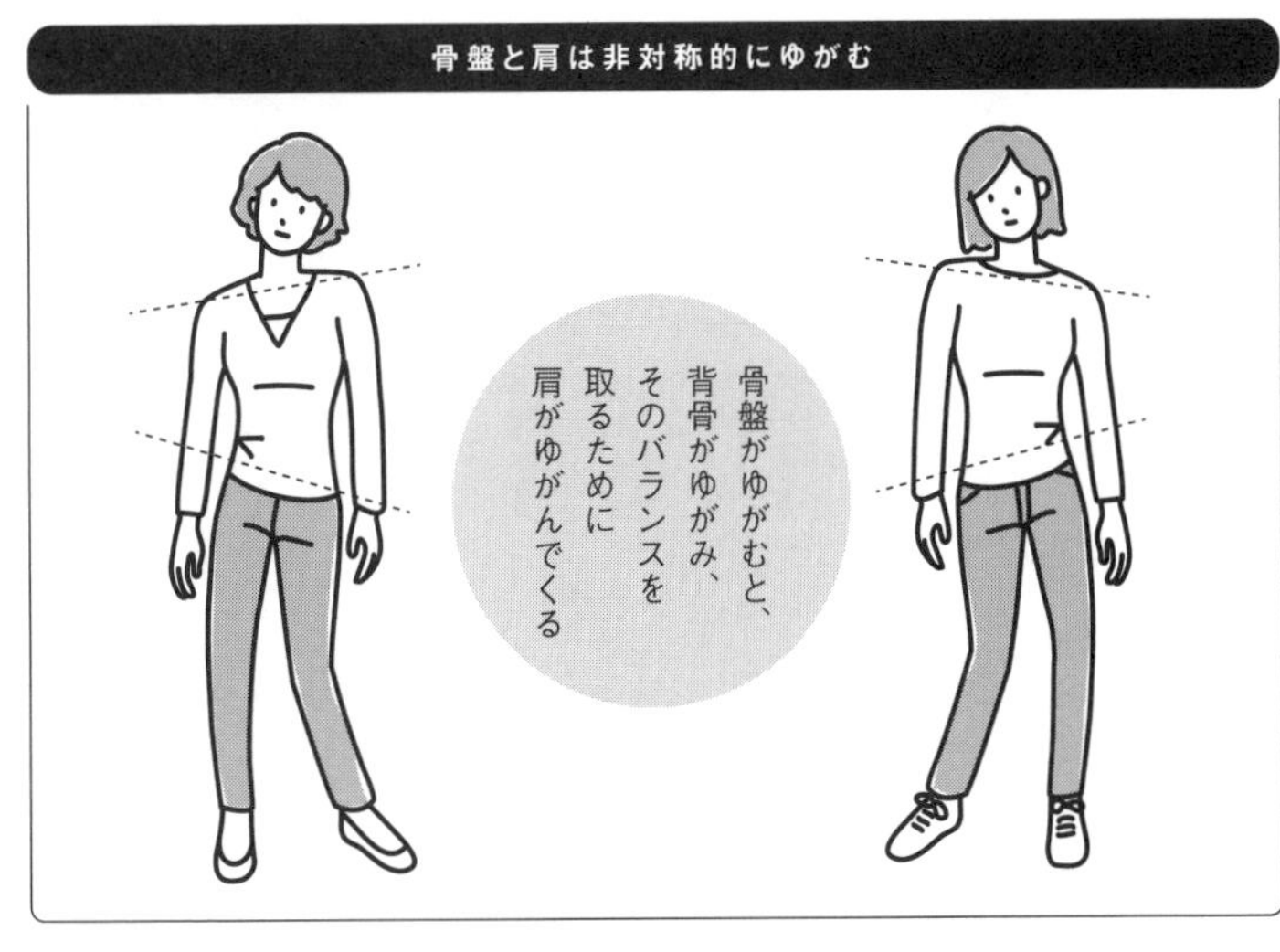

り返され、固定化すると、さまざまな症状や病気を引き起こすことになります。

ただし、くり返しますが、骨そのものがゆがんだり曲がったりすることはありません。ここでいう骨格のゆがみとは、関節で連結された個々の骨の位置が、正しくない状態で固定化された状態をいいます。そのように骨格が固定化されてしまうのは筋肉のねじれが原因ですから、骨格のゆがみは、結局は筋肉の問題ということになります。

「骨格矯正」をうたっている整体院や接骨院をよく見かけます。しかし矯正すべきなのは骨格ではなく、筋肉なのです。

●骨格がゆがんでいても脳に酸素が届く

骨格ではなく、筋肉を調整して体調が良くなったWさん（50代女性）の例を紹介します。Wさんは子どもの頃から、背骨が左右、前後にねじれる脊柱側湾症がありました。背骨のねじれはかなりきつくて、歩いているときも体が傾いていました。

その後、社会人になって、Wさんは仕事でパソコンを使うことが多くなりました。パソコンを打っているときは肩に力が入って、息が止まってしまいます。そのため酸素が脳に上がりにくく、ひどい肩こりと頭痛がありました。もちろん、腰への負担も大きく、長年の腰痛持ちでもあります。

側湾症は、いくら施術をしても、側湾自体が治るわけではありません。しかし体のねじれをほどき、顔のゆがみを矯正すると、呼吸が楽になり、スーッと脳に酸素が上がっていきます。すると、体の緊張がほぐれて頭痛や肩こりが軽くなり、体調も良い状態を維持できるようになります。側湾症があっても、体の緊張が取れて深い呼吸ができれば、脳の酸欠を防げるのです。

ねじれの最大の原因は、間違った利き手の使い方

体のねじれの原因として、私が長年注目しているのが、「利き手」の問題です。ほとんどの人には使いやすい手があって、日本人の場合、右利きの人が圧倒的に多いようです。

利き目が顔のゆがみの原因になるように、利き手は体のねじれの大きな原因になります。右利きと左利きでは、体の動きが全然違います。たとえば右利きの場合、右手を前に出す動作が多くなります。右手を前に出すと、背中の右側の上部が前に巻き込む形になり、上から見ると逆時計回りに体がねじれます。逆に左利きの人は、左側の背中の上部が前に巻き込みますので、上から見て時計回りに体がねじれます。

このように、右利きの人が逆時計回りに、左利きの人が時計回りにねじれるのは、私から見ると素直なねじれで、比較的簡単に修正できます。

ところが、そのように素直にねじれていない人が少なくないのです。通常、利き手が右手なら、体も右利きですが、手は右利きなのに、体は左利き、というケースがあるのです。

昔の日本では、左利きの子どもは、強制的に右利きに矯正されました。「そういえば、私も」と、思い当たる人もいるでしょう。なかには、知らないうちに矯正されていたり、左利きなのに自覚のないまま右手を使うようになったりしている人もいます。こういう人は、手は右利きですが、体は左利きのままです。

私はこれを、「隠れ左利き」と呼んでいます。

私が「隠れ左利き」に気づいたのは、右利きのはずの患者さんに施術をしているときでした。バランシングタッチ療法では、右利きの患者さんには、右利きタイプの体のねじれに対する施術を、左利きの患者さんには、左利きタイプのねじれに対する施術を行います。私は、その患者さんが右利きだと思っていましたから、右利きタイプの施術をしましたが、その患者さんはどうも、体が左利きタイプの流れをしているのです。そして、いくら施術をしても、なかなか効果が上がらないのです。

そのとき初めて、利き手と体のタイプが異なる人がいることを知ったのです。

それ以来、気をつけて利き手と体のねじれ方のタイプを見るようになりました。すると、手の利き手と体のタイプが異なるケースがとても多いことがわかったのです。

これまでの私の施術経験では、日本人の半数近くは本来左利きです。また、不調があって私のところに来られる方の9割以上は、手は右利きなのに、体は左利きタイプの「隠れ左利き」なのです。

これからわかることは、いかに左利きに矯正された人が多いか、ということです。しかしそれは不自然なことで、その不自然なねじれが、さまざまな不調を生み出しているのです。

「隠れ左利き」は不調の温床

ここで、右利き、左利きとはどういうものか、整理しておきましょう。

人の体には、動かしやすい側があります。右側が動かしやすいのは右利き、左側が動かしやすいのは左利きです。右利きの人は、利き手も効き目も利き足も、たいていは右側です。左利きの人は、左手、左目、左足になります。

ところが「隠れ左利き」は、手だけ矯正されているので利き手は右手ですが、ほかのところは左利きです。すると、体は複雑にねじれていきます。たとえば、利き目が左目だと、体は逆時計回りなのに、顔は時計回りに向きやすく、上半身と首がねじれてしまいます。さらに下半身も、左足が利き足なので、上半身と下半身のねじれが大きくなります。

もちろん、長い年月の間に、目の使い方や足の使い方も右利きに引っ張られることはありますが、生まれながらの流れは左利きなので、「隠れ左利き」はねじれやゆがみが大きくなって、不調がいろいろなところに出るようになります。

一方、非常に少ないですが、「隠れ右利き」もいます。本来は右利きなのに、子どもの頃、面白半分に左利きの真似をしていたら、利き手が左手になってしまった、というようなケースです。この場合は両手が使えるようになるので、「隠れ左利き」の

利き手と体のタイプ

タイプ	利き手・体
①　純正右利きタイプ	体も手も右利き
②　隠れ左利きタイプ	体は左利きで、手は右利き
③　純正左利きタイプ	体も手も左利き
④　隠れ右利きタイプ	体は右利きで、手は左利き

ような大きな問題は起きません。

手も体も右利き、左利きの場合は、ねじれは大きくなりますが、それほど複雑なねじれではありません。この場合は、反対側の手や足をなるべく使うようにすると、ゆがみやねじれを修正することができます。

このように見てくると、「隠れ左利き」がいちばん問題が大きいことがわかります。

では、「隠れ左利き」かどうかを知るには、どうしたらいいのでしょうか。

バランシングタッチ療法では、独自の方法で骨盤を検査します。それをするとすぐに患者さんの体の流れがわかりますから、患者さんが「隠れ左利き」かどうかを間違いなく判断できます。

みなさんがご自分で知りたいときは、握力を測ってみるといいでしょう。利き手のほうが瞬発的に強い力を出せるので、握力が強いほうの手が本来の利き手です。右手で箸を持っているのに、左手のほうが握力が強い、もしくは同じくらいの握力なら、「隠れ左利き」の可能性は大きくなります。

このように「隠れ左利き」がある状態で足を組んだり、片側にショルダーバッグをかけたりする習慣があると、体のねじれはさらに大きくなり、複雑になります。

最近は無理な利き手の矯正をしなくなって、左利きの人が増えてきました。それはとてもいいことですが、全体の半分の人が左利きであることを考えると、まだまだ右利きに矯正する風潮は強いようです。

でも、子どものときに無理やり矯正すると、チック症や吃音（どもり）になることがあります。逆に、そういう症状が子どもさんに出るようになったら、「隠れ左利き」を疑ってみるといいでしょう。

私のところに親子3代で通って来られていたKさんには、今年6歳になる息子さんがいます。息子さんが1歳になる前の、まだスプーンも持てない頃から、私は彼の体のクセを見て、左利きであることがわかりました。Kさんには、「なるべく自然に左手を使いながら、右手も少しずつ使えるようにして、最終的には左右同じように使えるようにするといいですよ」とアドバイスしました。左利きなのに右手を急にたくさん使わせると、その緊張から、男の子は筋肉やスジがつって、チックや吃音になったり、癇癪を起こしやすくなったりするからです。

Kさんは私のアドバイスを聞いてくれて、少しずつ右手を使えるようにしていきました。いま、鉛筆やお箸は右手で持っていますが、自分の好きなことは本人の好きなようにやらせているそうです。たとえば、はさみを使うときは左手を使ったり、大好きな野球をしたりするときは左打ち左投げだそうです。そういう自然な形で、両手を使えることがいちばん望ましいと思います。

ねじれが内臓や血管を圧迫する

体がねじれると、その影響は全身のさまざまなところに及んできます。そしてねじれが大きくなり、複雑になるほど、影響も大きくなります。体のねじれが全身にどんな影響を与えるのか、見てみましょう。

①筋肉が緊張する

まず、筋肉に負担をかけます。先ほども申し上げましたように、体のねじれの原因は、筋肉のねじれです。誤った姿勢や体のクセによって、筋肉が一定方向に強く引っ張られるために、体がゆがんだりねじれたりします。

この引っ張る力によって、筋肉には大きな負荷がかかります。そのため、筋肉が緊張して痛みや詰まった感じが起きたり、筋肉の動きがギクシャクしたりして、スムーズな動きができなくなってきます。

②骨盤のゆがみを促進する

体（筋肉）がねじれていると、必ず骨盤もゆがんできます。骨盤は上半身と下半身をつなぐかなめですから、上半身と下半身が逆方向にねじれたら、その影響は骨盤を直撃します。ねじれが生じるときに最初に骨盤がゆがむのも、そのためです。骨盤がゆがめば、当然腰痛や背中の痛みが出てきます。

また、骨盤がゆがんで左右の腸骨の高さが違ってくると、両足の長さにズレが出てきます。足の長さ自体は変わらないのですが、腸骨が上がっているほうの足が短くなり、下がっているほうは長くなって、両足が均等に床に着かなくなるのです。

すると、歩き方が不自然になったり、短いほうの足を長いほうの足がカバーして歩くようになったりするので、腰や股関節、ひざ、足首を痛める原因になります。また、長いほうの足を引きずって歩くと、ちょっとした段差で転びやすくなり、捻挫や骨折をしやすくなります。

③内臓の働きが低下する

体のねじれは、内臓にも悪影響を与えます。ねじれによって体幹の筋肉が緊張したり引っ張られたりするので、内臓が圧迫されて動きが悪くなってきます。

着物を着たことのある人ならわかるでしょうが、帯でギュッと締めつけられると、息ができないくらい苦しくなります。お腹も圧迫されて、胃腸の働きが低下し、食欲も落ちてしまいます。体がねじれると、それと同じような圧迫が内臓にかかって、肺、心臓、肝臓、胃腸、女性なら子宮や卵巣など、内臓の働きが落ちていきます。そこから、さまざまな病気が派生してきます。

④血流が悪くなる

ねじれて引っ張られた筋肉の中には、血管が通っています。その血管が硬くなった筋肉に押されて、血液の流れが悪くなったり、血管が潰されて血流が途絶えてしまったりするのです。すると、脳に流れる血流も低下して、脳が酸欠を起こします。

血流は、人間が健康に生きるためにもっとも大切なものです。細胞の一つひとつは、血液から酸素と栄養をもらって、細胞として生きることができます。また、細胞の活動から生まれたゴミ（老廃物や二酸化炭素）を血液に戻して、新陳代謝を図っています。それは、いつも新鮮な血液が滞りなく流れているからできることなのです。

また、血液の中には免疫細胞（白血球）が流れており、身体中を見回って、体内に侵入した病原体や、がん細胞などの異物を退治してくれます。血流が悪くなれば白血球の働きも低下するので、必然的に免疫が下がって、ふだんかからないような病気にかかってしまうこともあるのです。

体のねじれは脳の酸欠を助長する

体のねじれが内臓を圧迫することをお話ししましたが、ここで問題となるのは、肺が圧迫されることです。肺の働きは呼吸に直結します。肺が圧迫されたら、さらに呼吸が苦しくなって、パニック障害を起こしやすくなってしまいます。

肺は肋骨の中におさめられていますが、肋骨や肋骨の周囲にはたくさんの筋肉がついています。肋骨の間についている内肋間筋と外肋間筋、腹腔との境にある横隔膜、さらに肋骨のまわりには斜角筋、大胸筋、腹直筋などの大きな筋肉があります。

これらの筋肉は呼吸をするときに使われるので、「呼吸筋」と総称されています。体がねじれると、呼吸筋もねじれて、肋骨を圧迫するようになります。とくに、横隔膜や肋間筋が圧迫されたり硬くなったりすると、息を吸うときに胸郭が広がらず、息を吸えなくなってしまいます。

息をしているのに、深く息を吸えない、なんとなく息苦しい。心配になって病院に行ったけれど、どこも悪くないと言われた、という人もいるでしょう。こんなに息苦しいのに、なぜ、と思うでしょうが、肺のレントゲンには、ねじれた筋肉は写りません。息苦しいのにどこも悪くないと言われたら、体のねじれが原因になっている可能性があります。

また肺では、空気から取り込んだ酸素を血液（動脈血）に送り、肺に戻ってきた血液（静脈血）から二酸化炭素を排出するガス交換を行っています。肺の機能が落ちて空気を十分吸えなければ、血液中に取り入れる酸素も少なくなって、脳に十分な酸素を供給できなくなってしまいます。

脳の酸欠を防ぐには、肺が十分に空気を取り入れて、酸素を血液中に送り込んでやることも大事なのです。

体がねじれると脳もゆがむ

体のねじれは、大事なものまでゆがませてしまいます。それは、脳です。脳のゆがみはパニック障害とも関係が深いので、みなさんにもよく理解していただきたいと思います。

脳は、頭蓋骨という硬い骨の中に、守られるように入っています。それは脳が、とても大切なところだからです。ところが、体にねじれがあると、頭蓋骨にまでゆがみが生じ、その影響を脳も受けてしまいます。

簡単な体のねじれで説明すると、こういうことです。右利きの人は、右肩が内側に巻き込むように（逆時計回り）ねじれて、上がっているので、頭は反対側（時計回り）にねじれて、右側を下に傾きます。すると、頭にかかる重心がずれるので、長い間には頭蓋骨が変形し、その変形が脳にも及んできます。

脳の中は、首から伸びた太い血管から毛細血管が枝分かれして、脳の中を縦横に走っています。脳の神経細胞は、この毛細血管から酸素や栄養を受け取って、それぞれが大事な役目を行っています。

ところが、脳にゆがみがあると、脳の各部——大脳や、その奥にある間脳や脳幹や小脳、さらには大脳を構成する前頭葉、側頭葉、後頭葉など——が少しずつずれて、毛細血管を圧迫します。すると、脳血流が悪くなったり詰まったりして、酸素がきちんと脳細胞に届かなくなってしまうのです。

脳が酸欠になると、頭が重くなったり、痛くなったり、ボーッとして集中力や思考力がなくなってきます。また、脳梗塞も起こしやすくなります。この脳の酸欠が常態化すると、不安感や焦燥感に駆られて、パニック発作を起こしてしまうのです。

頭の中は見えませんから、脳が多少ゆがんでいても、自分ではわかりません。でも、ちょっと気をつけると、その変化に気づけます。頭皮がパーンと張っていたり、眼球の裏側あたりに硬いしこりを感じたりするようなら、頭蓋骨にも脳にもゆがみが生じている可能性があります。

またおでこを指でさわって、指を動かしてみてください。もし、おでこの皮膚が張っていて全然動かないようなら、おでこの裏にある前頭葉が硬くなっています。

前頭葉は人間らしい思考や判断力や感情をつかさどるところで、自律神経の働きにも関係しています。ここの機能が低下すると、やる気や人間的な感情が失われたり、自律神経の機能が低下したりして、精神的にも不安定になってきます。

目に見える目安としては、薄毛があります。男性も女性も、「最近髪が減ってきたなぁ」と思うようなら、頭蓋骨や脳のゆがみを疑ってもいいと思います。

顔のゆがみと体のねじれはつながっている

私は、患者さんの顔を見て、その顔のゆがみから体のねじれを判断することもあります。顔にゆがみがある人は、必ず体にもゆがみやねじれがあります。そのねじれ方は、体にさわらなくてもほぼわかります。体の中が透けて見えるように、その人の体のねじれが目に見えるのです。

もちろん、私は超能力者でもなければ、霊能者でもありません。ごく普通の人間です。普通の人間でも、何十年もの間、朝から晩まで休む暇もなく、患者さんの不調と向き合い、心を込めて施術していると、自然に患者さんの体の中が見えるようになるのです。

その長年の経験のなかで、顔のゆがみや体のねじれは、体のクセや習慣から起きているもので、ゆがみ方やねじれ方には傾向のようなものがあることもわかりました。

たとえば、利き目ばかり使っていると、効き目側の顔半分が前を向くようになるので、首がねじれます。すると頸椎がゆがんで、首やのどに異常が出てきたり、首の後ろに硬いしこりができたり、肩がこってきます。頸椎がゆがめば、当然頸椎がつながっている背骨（胸椎、腰椎）もゆがんできて、その影響は骨盤にも及びます。

このねじれを複雑にするのが、顎関節のズレです。利き目ばかり使っていて「片噛み」をするようになると、よく噛む側と噛まない側で、顎関節の高さが違ってきます。ねじれに、上下のゆがみが加わってしまうのです。当然これが、頸椎や背骨、さらには骨盤にも影響していきます。

一方、体のねじれも、顔のゆがみを助長します。右利きの人は、右肩が前に出て逆時計回りに体がねじれ、同時に右肩が少し上がります。これを調整するように、首が時計回りにねじれながら、右下に傾きます。これが頭蓋骨をゆがませる原因になりますが、頭蓋骨がゆがめば、目や耳の位置、鼻の形がゆがんできます。

体のゆがみ、ねじれは複雑です。でも、すべては、その人の普段の生活や体のクセから派生したものですから、治らないものではないのです。

縦割りと平行の理論

私が行っているバランシングタッチ療法を受けると、ほとんどの人が「息がたくさん吸える」ことに感動します。それまで呼吸が苦しいなどとひとことも言ったことがなかった人でも、「なんだか呼吸が楽になったわ」とおっしゃいます。じつはこれが、体のゆがみ、ねじれがなくなった最初の兆候なのです。

体のねじれがなくなると、呼吸が楽にできて、肺が酸素で満たされ、脳に十分な酸素が供給されるようになります。すると、体が軽くなり、脳もスッキリします。全身の筋肉も自然に緩むので、血行が良くなって体が温かくなってきます。

それまでは、体にゆがみやねじれがあって、どんなに体が苦しかったか気づかなかったのに、体のねじれが取れて初めて、いままで苦しかったことがわかるのです。

体のねじれを取るという観点に立つと、大事なことは人体を縦割りで見て、施術することです。ねじれたものを、縦にまっすぐ通していくのです。

次の章で詳しくお話ししますが、中医学でいう「経絡」は、頭のてっぺんから手足の先まで、縦に通っています。また、血管も、大動脈のような太い血管は、縦に走っています。体は、縦に通すことで、いろいろなものがスムーズに流れるのです。

西洋医学も、整体などの施術も、横割りで人の体を見ていました。西洋医学は悪い臓器しか見ませんし、整体治療も肩がこっていれば肩を、腰が痛ければ腰を施術するのが普通です。バランシングタッチ療法では、患部に直接さわることはありません。頭のてっぺんから足の先まで、一本の路を通すように、縦割りの考え方でねじれをほどいていくのです。

縦割りでねじれをほどく前に、しなければならないことがあります。それは、目、顎関節、骨盤を水平にすることです。これまで見てきたように、この三点がゆがみ、ねじれの起点であり、ポイントとなるところです。目が原因になって顎関節がゆがみ、顎関節のゆがみが脊椎を介して骨盤のゆがみにつながります。また、骨盤がゆがめば、その影響は顎関節にも目にも及びます。

この三点は相互に影響しあって、ゆがみをひどくするのです。これがゆがんだままでは、縦に路を通すことはできません。

まず、左右の目、左右の顎関節、盤の左右の高さを水平に揃えた上で、体のねじれを縦割りでほどいていく。これが、バランシングタッチ療法の基本です。

第 4 章

体のねじれを根本から治すバランシングタッチ療法

名付け親はあのアンドルー・ワイル博士

バランシングタッチ療法は、私が20年以上前に考案した施術です。この名前を命名してくださったのは、医学博士でありながら、代替医療に造詣の深いアンドルー・ワイル博士でした。ハーバード大学で植物学を研究されたワイル博士は、薬用植物の世界的権威であり、西洋医学と伝統医療を融合させた統合医療を広く提唱されています。日本でも、『癒す心、治る力』『ナチュラルメディスン』など、多くのご著書が翻訳されており、博士を師と仰ぐ人も大勢いらっしゃると思います。

私がワイル博士と初めてお会いしたのは、2003年8月、カナダで開催された博士の講演・研修会に参加したときでした。そのときのワイル博士の講義を聴いて、私は改めて、人間の持つ自然治癒力の素晴らしさを再認識したのです。

「体のゆがみ、心のゆがみを正して免疫力を高めていけば、すべてのエネルギーが一本のラインとなってつながり、体も心も自分でコントロールできる」

ワイル博士からお聴きしたこの言葉に、私は深い感動を覚えました。同時に、勇気づけられもしました。この言葉は、整体師として私がそれまで行ってきた施術に間違いがなかったことを、確信させてくれたからです。

講演の終了後、幸運にも私は、ワイル博士と直接お話しする機会に恵まれました。私は博士に自分の施術について話したあと、講演でお疲れの様子だった博士に施術をして差し上げたいと申し出ました。すると、快くそれを受けてくださったのです。

博士はよほどお疲れだったのか、施術を始めてしばらくすると、寝息をたてられました。施術が終わったあとは、その日の疲れがすっかり取れたかのように活力を取り戻し、「とても体が楽になりましたよ」と喜んでいただきました。

そのとき博士から、思いがけない提案を受けました。私の施術を本にまとめたらどうかと、勧められたのです。

それから数年がたち、私は再び、博士の講演・研修会に参加しました。本はまだ執筆していませんでしたが、一冊の本ができ上がるくらいの資料を作成して、博士にお渡ししました。博士は熱心に読んでくださり、「よくここまでまとめましたね」とお褒めの言葉をかけてくださいました。

このとき、私は博士に、この療法の名前をつけてくれるよう、お願いしたのです。その名前が、「Balancing Touch Therapy」、日本語にして「バランシングタッチ療法」でした。

こうしてワイル博士とのご縁が深まっていき、2011年に三度（みたび）、博士の講演・研修会に参加しました。ワイル博士に手渡すために、自著『奇跡の手が語る身体の真実』（水山産業出版部）を携えて。博士にも読んでいただけるように、日本語の文に英訳文をつけました。

こうしたいきさつがあって、バランシングタッチ療法は私にとってかけがえのない施術であり、とても大切な名前です。この名前を傷つけることのないように、名前に恥じない施術をしなければならないと、いつも心に銘じながら日々の施術をしております。

ワイル博士との交流はその後も続き、ワイル博士の第一秘書、ナンシー・ダリュ・

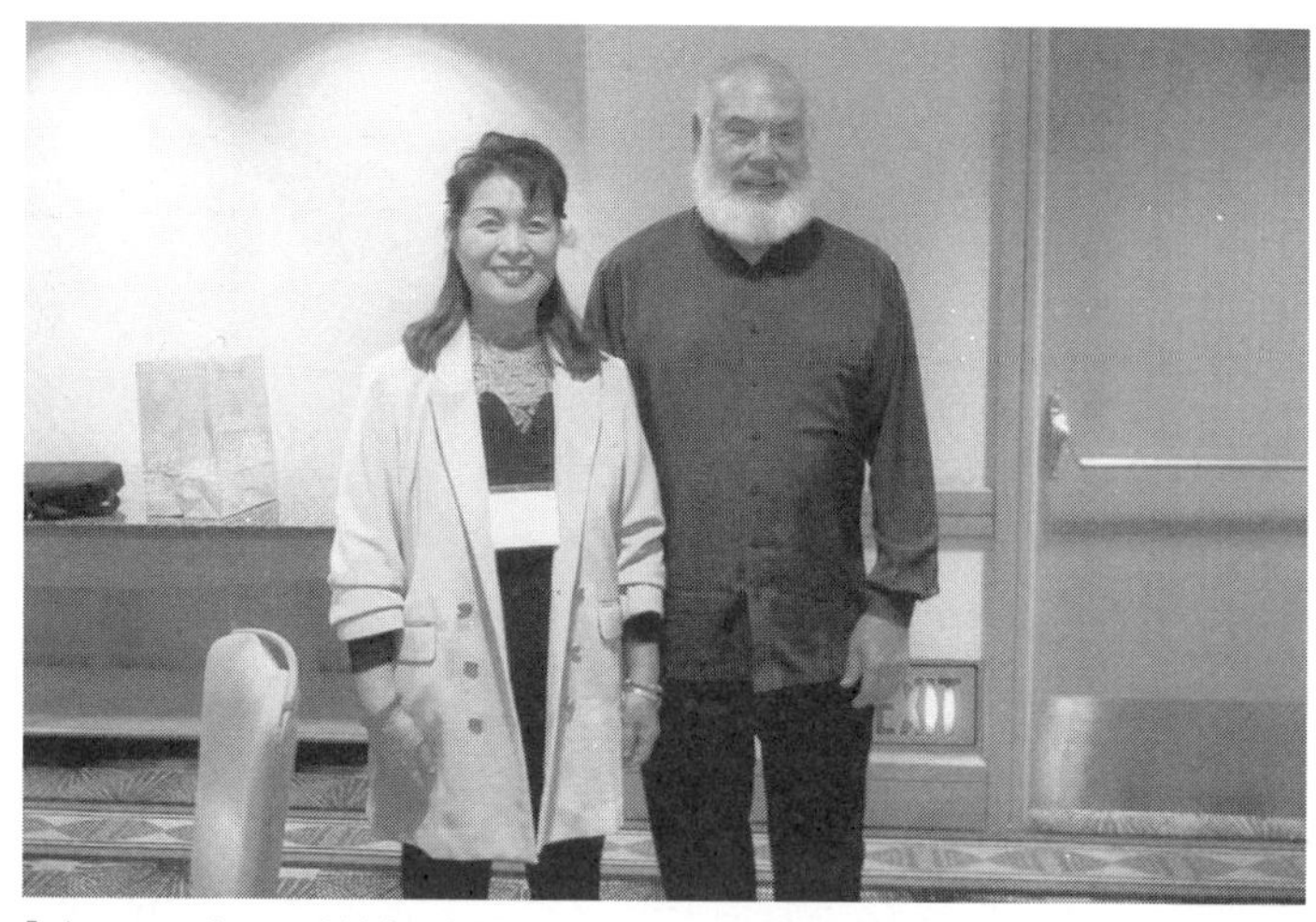

「バランシングタッチ療法」の名付け親、アンドルー・ワイル博士(右)と著者

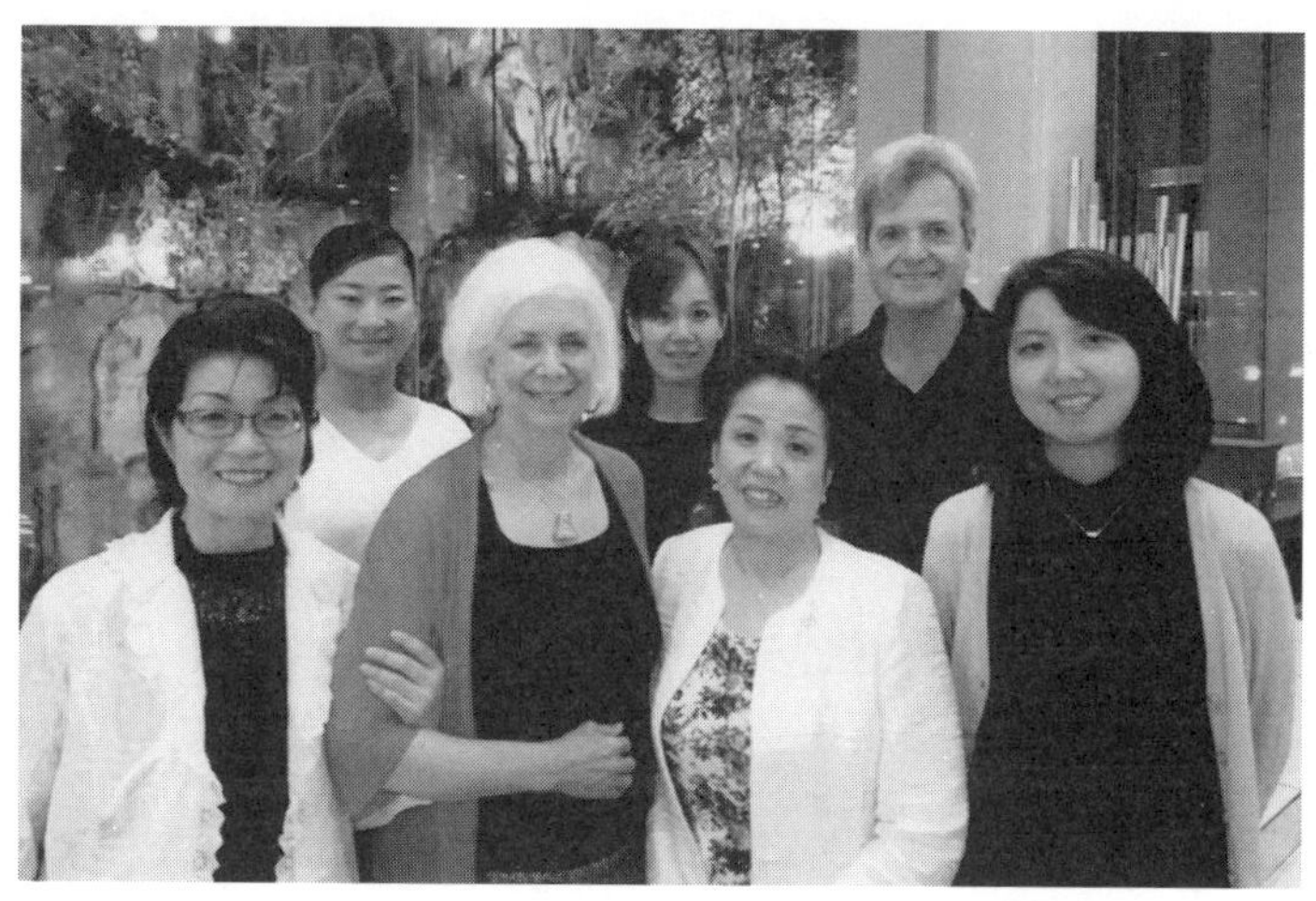

ナンシー夫妻(前列左から2人目と後列右端)を囲む著者(前列左端)ら関係者

ヤエリ氏夫妻が2016年、私を訪ねて来京されました。このナンシーさんとの再会は、私にワイル博士と初めて出会った頃の気持ちを蘇らせてくれました。同時に、アメリカの整体事情などもお聞きし、これまで以上に精進して、人々のお役に立たなければならないと、心に誓いました。

ヒントになった三角フラスコの実験

ワイル博士が名付けてくださったバランシングタッチ療法について、この章では詳しくお話しししたいと思います。

一般的な整体は、患部や痛みのあるところを押したりさすったりして症状を取ることが多いと思いますが、バランシングタッチ療法では、患部にも痛いところにもさわりません。体がねじれた状態で、痛いところを押したりもんだりしたら、ねじれがひどくなってよけい症状が悪化するからです。

雑巾のようにねじれた筋肉は、強く緊張しています。そこを押せば痛みはさらに強くなり、筋肉も傷つきます。また、上下に強く引っ張ったら、よけいねじれが強くなって、内臓まで痛めてしまうことになります。

バランシングタッチ療法では、おもに手足の指を刺激して、体のねじれをほどいていきます。手足の指という体の末端を施術し、通常では触れることのできない体内のねじれやゆがみ、コリを取っていくので、私はこれを「体の末端で行う遠隔操作」と呼んでいます。

この療法のヒントになったのは、子どもの頃に理科で習った三角フラスコの実験でした。みなさんはこの実験を覚えているでしょうか。これは、当時中学生だった私にとって、目から鱗が落ちたような、衝撃的な実験でした。ご存知の方も多いと思いますが、かいつまんで説明すると、こういう実験です。

三角フラスコの中に、太い棒が入っています。その棒の先に、横向きにネジがついていて、その両先端にボルトがはまっています。このボルトを外すにはどうしたらよいか、という実験です。

三角フラスコの実験

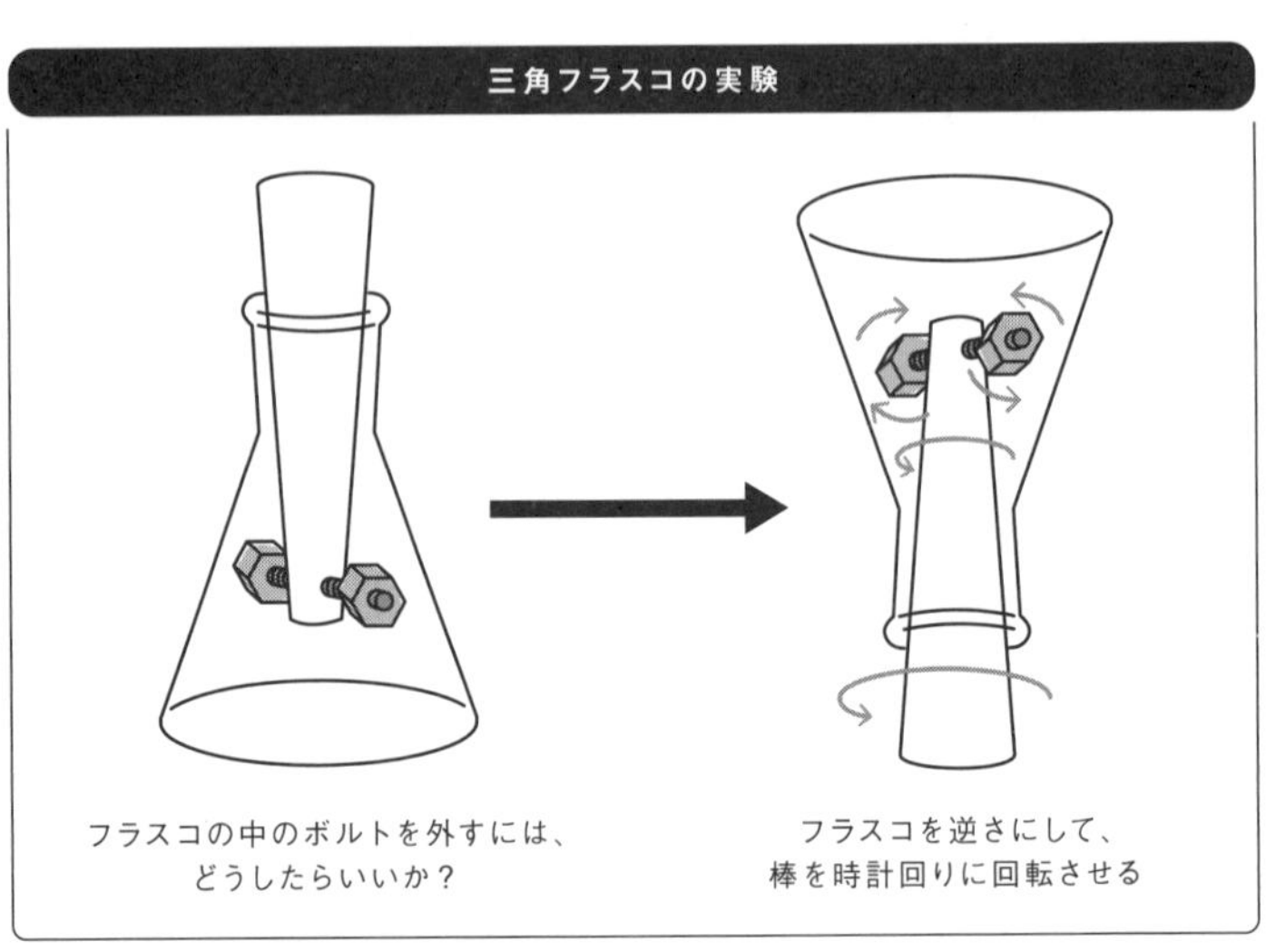

フラスコに手を入れてボルトを回せば、簡単に外れます。しかし、図を見てわかるように、フラスコには手が入るような隙間はありません。では、どうしたらよいのでしょうか。

答えは、三角フラスコを逆さにして、ボルトがフラスコの内側に触れるようにし、棒を回転させることです。上から見て棒を時計回りに回転させると、フラスコの内壁に触れたボルトは反時計回りに回転して、緩んでいきます。

バランシングタッチ療法も、これと同じ原理で体を緩めていきます。つまり、手足の指を操作することで、内部の筋肉や臓器のねじれを間接的に取り、そのねじれに由来する症状を改善していくのです。体の中のねじれを直接取ることはできませんが、末端を操作する遠隔療法なら、体の中のねじれをほどくことができるのです。これが、バランシングタッチ療法です。

ベースにあるのは陰陽五行説

バランシングタッチ療法は、三角フラスコの実験からすぐに思いついたわけではありません。そこに到達する前に、多くの先人の教えや、私が積み重ねてきた勉強や経験がありました。

私は、子どもの頃から武道の世界に入り、空手道を極めたあと、本格的に東洋医学の勉強を始めました。その後、股関節専門の整体法「股動法」を勉強したり、自分の精神力を鍛えるために、比叡山にこもったりしました。

こうして、私なりに研鑽を積んだ末に完成したのが、バランシングタッチ療法です。

そのベースにあるのは、長年学んできた中医学の思想、陰陽五行説と経絡の考え方でした。

陰陽五行説とは、森羅万象すべてのことがらが、陰陽と、「木・火・土・金・水」という五つの要素によって成り立っているという中国古来の思想です。人間の体も例外ではなく、陰陽五行で成り立っています。

陰と陽は裏と表の関係で、日の当たらない部分（陰）と日の当たる部分（陽）と言い換えてもいいでしょう。人の体でいうと、おなか側が陰で背中側が陽です。

人間はもともと、四本足で歩いていた動物から進化しました。四本足歩行では、太陽の光は背中側に当たりますから、後頭部から肩、背中、お尻にかけたエリアが表であり、陽になります。一方、日が当たらず、つねに日陰になるのがおなか側のエリアで、こちらが裏であり、陰です。

また、心臓、肺、腎臓、肝臓、胃腸といった臓器も、五行に分けられます。五行にはそれぞれに陰と陽があり、臓器はその陰陽五行にしたがって、五臓五腑があります。たとえば、「木・火・土・金・水」の「水」に当たるのは腎と膀胱で、この二つは陰

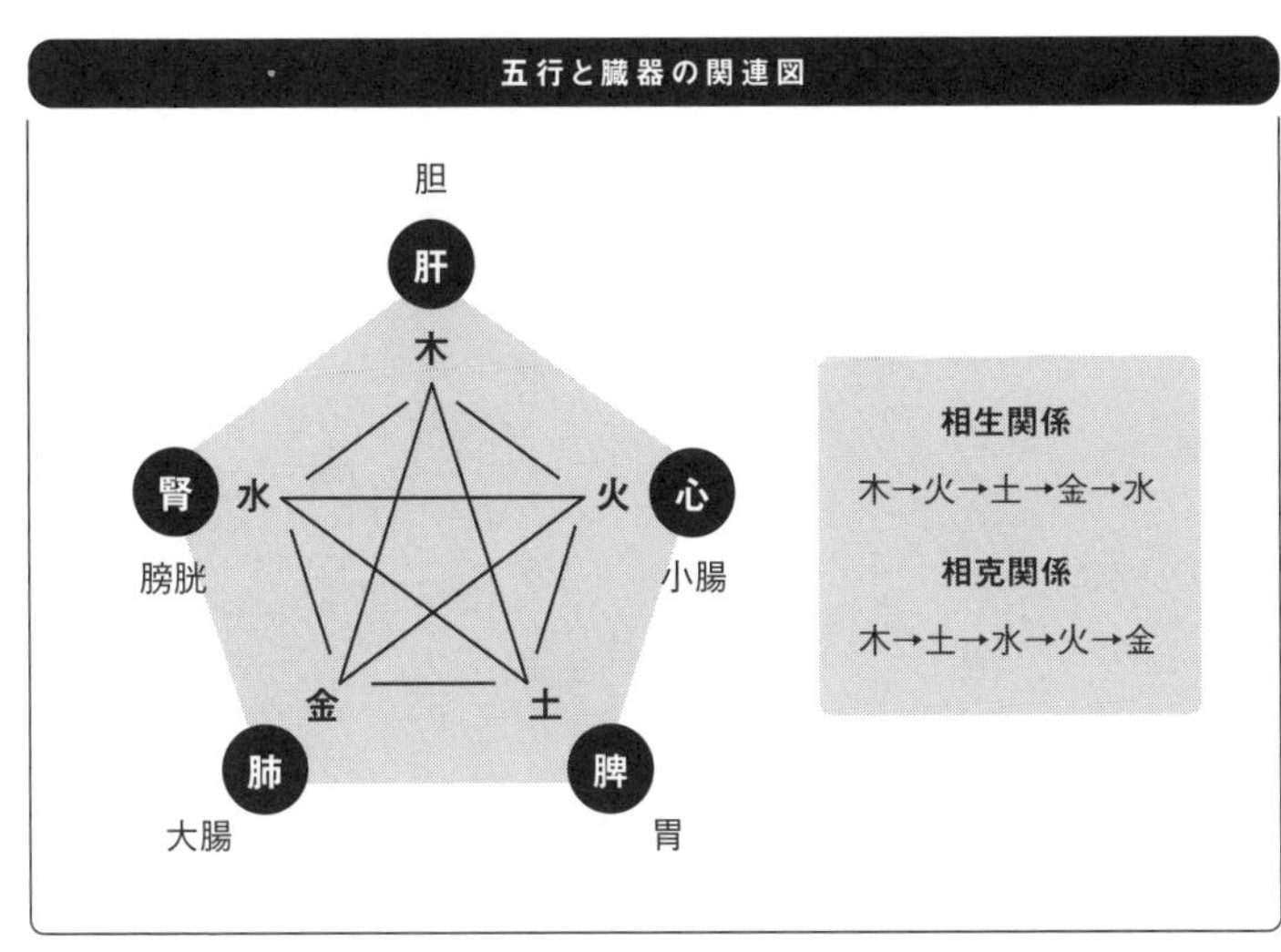

と陽の関係にあります。西洋医学でいえば、腎臓は尿を作り、膀胱はそれをためるところで、どちらも「水」をつかさどる臓器ですから、わかりやすいと思います。

同じように、木、火、土、金にもそれぞれ対応する臓器が二つずつあります。この五臓五腑に入らないものが一つあり、「三焦」と呼ばれるものです。これを加えて、「五臓六腑」といいます。この「三焦」に対応する西洋医学的な臓器はなく、中医学特有の概念です。

そもそも、陰陽五行で表される五臓六腑は、西洋医学でいう解剖学的な内臓とは、少し働きが違います。五臓六腑は単に臓器の働きをいうのではなく、人体の働きや機能を五つに分けて分類し、それを五臓六腑にあてはめたものです。ですから、もっと広い意味を持っています。

たとえば腎は腎臓の働きもありますが、親から受け継いだ先天の精（気）をストックするところとされ、その人の生まれ持った生命力の強さを表す臓器でもあります。ですから、生命力という観点から、生殖器の機能も含んでいます。

五行説では、「木・火・土・金・水」の五つの要素は、それぞれ相生（そうせい）、相克（そうこく）というように相関関係を持っています。相生とは、木が日を生じ、火が土を生じ……というように親子の関係を表し、相克とは、木は土に克ち、土は水に克ち……というように相手に打ち克つ関係です。このように、五臓六腑はそれぞれがお互いにつながりを持ちながら、人間の体という全体を機能させているのです。

遠隔操作で経絡を調整する

この五臓六腑をつないでいるのが、経絡です。経絡は、手足の指先から各部を通って内臓に至る路のことで、「気の通り路」といわれています。「気」も中医学特有の概念で、言葉に表すのはむずかしいですが、一般的には「生命エネルギー」と表現されています。この気の流れが滞ると、病気や不調になると中医学では考えています。

経絡にも陰と陽があり、陰と陽のそれぞれが6本ずつ、合計12本あります。陰の経絡はおなか側を、陽の経絡は背中側を通っており、臓器と同様、経絡同士にも相関関係があります。

バランシングタッチ療法を考案したとき、私の頭にあったのは経絡の考え方でした。バランシングタッチ療法では、手足の指を回転させたり刺激したりすることで、臓器のねじれを遠隔操作で解消し、ねじれに由来する症状を速やかに改善に導きます。これが、経絡の考え方に通じるのです。

私は、三角フラスコの実験の原理で、手足の指を通じて経絡を操作してみました。たとえば、のどが詰まるという患者さんには、のどにつながる経絡がある指を操作して、のど周辺のねじれを解消してみました。おしっこの出が悪いという患者さんには、泌尿器につながる経絡のある指を操作して、泌尿器のまわりのねじれを取ってみたのです。すると、どちらも良い結果が出て、症状が改善していったのです。

こうした経験を積み重ねるなかで、体のどの部分であっても、手足を使った遠隔操作で、体の内部に生じた問題——筋肉や臓器のねじれ——を解決できることがわかったのです。これを三角フラスコに例えると、フラスコが体表であり、臓器とそれを包む筋肉がフラスコ内のボルト、そして操作する手足の指がフラスコの外に出た棒にあたります。

私はいくつもの症状でこの遠隔操作を試し、結果を確認して、バランシングタッチ療法を確立してきました。

問題は、操作の方向です。三角フラスコは時計回りに回せば目的を達成できますが、体のねじれは人さまざまです。それをどう判断して、どう操作するか、そこが重要です。

でもそれも、利き手を正確に見極めることで、わかってきました。その人の体が右利きなのか左利きなのかで、操作の方向が変わってくるのです。それだけに、「隠れ左利き」を正確に見つけ出すことが重要になってくるのです。

縦割り治療のバランシングタッチ療法

ここで、バランシングタッチ療法がなぜ縦割りの考えで行うのか、お話ししましょう。

一般的に西洋医学では、頭、肩、腕、腰などの各パーツや、肺、心臓、胃腸、肝臓といった各臓器は、それぞれ独立した部位として成り立っていると考えられています。

最近では、各臓器の間で相互に情報交換が行われていることがわかってきましたが、臓器主体の治療であることには変わりありません。

一方東洋医学は、西洋医学とは異なる身体観を持っています。東洋医学では人の体を全体で捉えており、その身体観のベースにあるのが経絡や陰陽五行説の考え方です。経絡は、腕や足や体幹に沿って、縦に走っています。筋肉や内臓や各器官は、この経絡というルートで、縦割りでつながっています。ですから、ねじれが全身に及んでいるときは、体を縦割りで見て、全身のねじれとそれが起こす症状を系統的に捉える必要があるのです。

たとえば、心臓が悪い人は、心臓と表裏の関係にある小腸にも問題が生じやすくなります。小腸に異常が発生すると、小腸経のルート沿いにねじれが生じます。小腸経は手の小指の外側から首の横、後ろを通り、あごにかけて鼻骨から耳までつながっています。ですから、これがねじれると、脳にも何らかの悪影響が及ぶ可能性もあるのです。

同じように、肺の弱い人は大腸にも注意し、肝臓の悪い人は胆のうにも気をつけなければなりません。さらに、それぞれの経絡のねじれによって、ルート沿いのさまざまな部位にも不調が出てきます。

このように各臓器は経絡でつながっており、互いに関連し合って機能していますから、経絡のねじれをほどくように操作することで、全身の各部位の不調や症状、病気を改善に向かわせることができるのです。

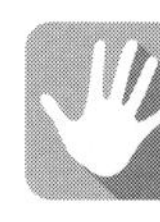

陰の経絡を中心に施術する

私の施術は、患者さんに椅子に腰掛けるか、治療ベッドに仰向けに寝ていただいて、お腹側を通っている陰の経絡を中心に施術します。これも、バランシングタッチ療法の特徴です。

一般的な整体、指圧、マッサージでは、うつ伏せに寝て、背中や腰を押したりもんだりすることが多いでしょう。しかし、体の「陽」の部分は日に当たっているところなので、皮膚や筋肉が硬く、刺激が中まで深く伝わりません、患者さんに効果を実感していただこうと思うと、どうしても強い力で押したりもんだりすることになります。でも、強い力で刺激を加えると、筋組織を壊してしまいますし、骨や内臓にも悪い影響を与えてしまいます。たとえば背骨がゆがんでいるところを強く押したりねじったりしたら、かえってゆがみがひどくなりますし、椎間板が飛び出してしまうこともあります。また、背中を押す施術をくり返し受けているうちに、膵臓と胃が癒着してしまい、膵臓がんが発症したケースもあります。

バランシングタッチ療法では、患者さんの体になるべく負担をかけずに、少しでも早く症状を改善させるために、陰の経絡を刺激します。お腹は背中に守られている部分なので、そんなに強い力を使わなくても刺激がすぐに届きますし、皮膚が柔らかいので筋（スジ）を見つけやすいのです。また、「陽」のエリアの問題は、「陰」のエリアに原因があることが多いのです。

それに、腰掛けたり仰向けに寝たりした状態なら、施術中も呼吸が楽で、酸素が全身に供給されます。リンパや血液の流れが妨げられることもありません。陰の経絡の刺激は、陽の経絡に比べて、とてもメリットが多いのです。

しかし稀に、うつ伏せで施術することもあります。その場合は、指圧はしません。背骨にさわらず、背骨を取り巻いている筋肉を動かす施術をします。臓器に負荷をかけないソフトなタッチの施術ですので、患者さんには触れられている感覚もないようです。

陰陽両方の経絡のねじれを解消する

私の施術は、基本的には患部や痛いところにはさわらず、経絡の末端が通っている手足の指を操作して、体の中の経絡のねじれをほどいていく施術です。

そこで大事になってくるのが、どのように指を操作してねじれを取るかということです。三角フラスコの場合、棒とボルトの組み合わせは一対で、操作の仕方は棒を時計回りに回すという方法だけでした。ところが、経絡は12本ありますから、経絡を操作するとなると、少なくとも12通りの組み合わせがあることになります。

このとき操作に使うのは、経絡上にあるツボ（経穴）です。ツボは経絡上にいくつも存在しており、このツボを刺激することによって経絡の流れが良くなり、経絡が関係する臓器の機能が改善していきます。

バランシングタッチ療法では、手足の指のツボを使います。手の指、足の指がなぜ5本ずつあるのかといえば、陰陽五行の経絡がそれぞれの指を通っているからです。この指を操作することで、その刺激が経絡に伝わり、臓器を取り巻いている筋肉を移動させる路になるのです。

しかし、そこをただ押したりもんだりするだけでは、あまり効果がありません。一時的に経絡が緩んで症状は改善しますが、経絡のねじれが改善されないうちは、症状が何度も戻ってしまいます。目的は経絡のねじれを正すことで、その観点から操作（施術）しないと、ほんとうの意味で効果は得られないのです。

陰陽五行説では、臓器は二つずつ、陰陽の対になっています。たとえば、肺と大腸は対の関係にあり、肺の経絡にねじれがあると、大腸の経絡にもねじれが生じます。肺経は手の親指、大腸経は手の人差し指を通っていますから、肺と大腸を健康にするには、これらの指のツボを介してねじれを解消する操作を行います。

このように、経絡の組み合わせを考え、両方の経絡のねじれを遠隔操作でほどいていくのが、バランシングタッチ療法の基本的な考え方です。

実際の施術では、患者さんの体のねじれを的確に把握して、体（筋肉）がどのような流れ方をしているか判断します。その流れによって、ねじれのほどき方も違ってきます。

その人固有の流れに注目する

ですから、施術をする前に、まず筋肉の流れ方を見ます。筋肉の流れ方には、万人に共通するものと、その人に固有のものがあります。いずれも自然なものですが、重要なのはその人が持っている固有の筋肉の流れです。

筋肉に限らず、人の体には個体差があります。骨の形もそうで、骨盤や股関節、肩関節など、骨のつき方は生まれつき、人によって違います。

たとえば、普通は股関節に脚がまっすぐついています。ところが第1章で紹介したKさんのように、生まれつき内向きについていると、内股になったり、足底の内側が床につかなかったりします。これを「内反足」といいますが、股関節のつき方を無視して無理やり股関節を開いたり、外股で歩いたりすると、「オスグッド病」といってひざのお皿の下の骨が飛び出てひざが痛くなったり、腰を痛めてしまいます。

骨の形、筋肉の流れ方、体の右利き、左利きなどは生まれたときからの個体差で、こういう生まれつきの体の流れに対して、反対方向に体がねじれると、抵抗が強くなって痛みやコリが出てきます。

ですから筋肉も、その人の自然の流れの方向に体を緩め、筋肉のねじれをほどいていかなければなりません。そこで、その人固有の筋肉の流れを知ることが、この療法ではとても重要になります。それを間違えて逆方向に施術をしてしまうと、かえってねじれを大きくします。ですから、最初のこの見極めが、とても大事なのです。

体のねじれの力は、体の中心である腰に集中します。ですから、その人固有の体の流れは、腰の流れ方から判断します。その判断の仕方はここでは詳細に書きませんが、一般的には腰が右に流れている人に、複雑なねじれを起こす人は少ないといえます。そのような人の不調は、バランシングタッチ療法以外の療法でも改善する可能性があります。

問題なのは、腰が左に流れている人です。このタイプの人は、体は左利きの体をしているのに、手は右手を使っている「隠れ左きき」の場合が多いのです。そうなると、本来の体の動きに合わない動きが多くなり、体への負担が大きくなっていろいろな不調が出るようになります。

腰の流れを見たあとは、手足の流れを調べます。手足についても先ほど書いたように肩や股関節のつき方に個体差があるので、その人固有の体の流れを正確に判断しなければなりません。

体の個体差は、親子でよく似ています。これまでの経験では、父親より母親に似るケースが多いようです。親子四代で施術させていただいている患者さんは、体の流れや骨のつき方は祖母、母、娘、その孫と、四人ともとてもよく似ていました。

このようにまず、その人の体の流れを見極めてから、その流れに沿うようにねじれをほどく施術を行います。

パニック障害の治療のポイント

本来の体の流れにそむく不自然なねじれは、メンタル面の問題も起こします。私は毎月定期的に心療内科で出張施術しておりますが、そこで感じたのは、体のゆがみ、ねじれによって脳の酸欠が起き、精神的に不安定になる人が多いことでした。

そういう患者さんも、体のねじれを自然の流れに沿うように整えると、脳に酸素が行き届くようになり、心の平安を取り戻すようになります。パニック障害や不安障害だけでなく、うつ病、睡眠障害、適応障害、躁うつ病（双極性障害）、統合失調症など、心の病気といわれる病気の根底にあるのは、脳の酸欠なのです。

パニック障害の治療では、この酸欠の解消を最優先に考えて施術します。施術は、通常は筋肉のねじれをほどく前に、目、顎関節、骨盤を平行に揃えて背骨と頸椎のゆがみを矯正し、体をまっすぐにしてから、筋肉のねじれをほどく施術に入ります。しかしパニック障害はその前に、頭の施術を最初にすることが多いです。それによって、まず呼吸を確保するのです。

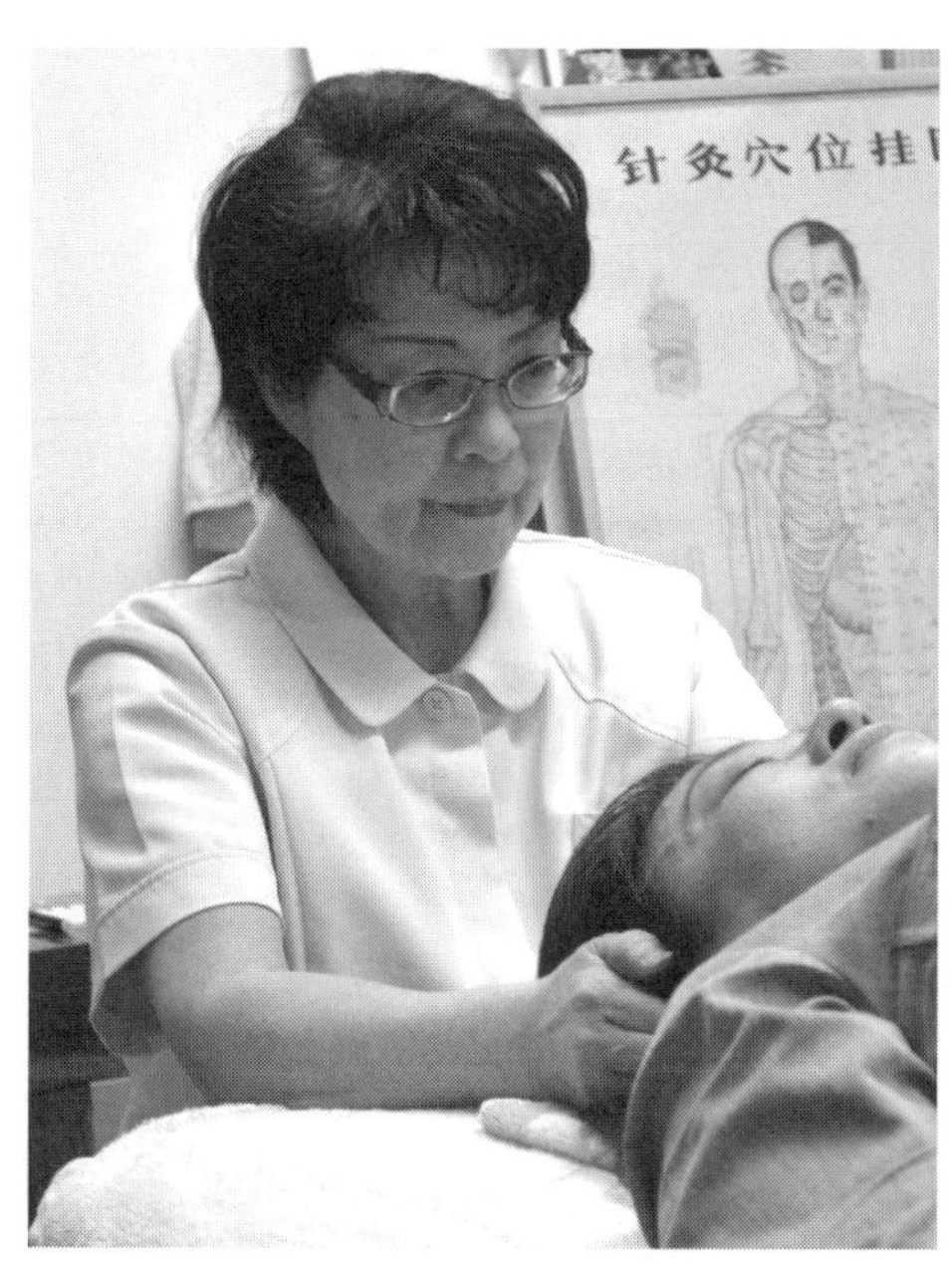

「バランシングタッチ療法」で施術する著者。パニック障害の場合は、最初に頭部から施術する

パニック障害の患者さんは、頭がカチカチに硬くなっています。しかも、顔のゆがみもきついので、最初に頭を軽く緩めます。そして頭蓋骨とあごの位置を合わせ、頭をある程度まっすぐにします。そのうえで、目の位置、耳の位置をある程度のラインまで揃えて、

鼻やのどの奥の空気の通路を通りやすくするように施術します。

まずは頭の緊張を取らないと、呼吸ができません。呼吸がしやすくなって、空気を取り込めるようになってから、体のねじれを取る施術に移っていきます。

そこが、パニック障害の患者さんと他の症状の患者さんの施術の、いちばん大きな違いです。

以前は、施術で頭をさわることはほとんどありませんでしたが、最近は酸素不足だと思われる患者さんが増えて、頭をさわることが多くなりました。頭を緩めて酸素がたくさん入るようになると、「すごく呼吸が楽になった」と言ってくださる方が多く、これがパニック障害改善への入り口なのだと気づいたのです。

こうして頭と顔をほぐして、ある程度顔の流れをまっすぐにしたら、背骨と頸椎のゆがみを取ります。しかし、背骨や首の骨には直接さわりません。首（頸椎）のゆがみはあごで治し、背骨のゆがみは骨盤で調整します。首や背骨に直接さわると、そこがさらにゆがんで軟骨が飛び出したり、脊柱管が狭窄したりしてしまうことがあるからです。

背骨がまっすぐになると、ねじれた筋肉がほぐれやすくなります。

酸素の通り道が整えば自律神経も整う

体を縦割りで施術し、体のねじれがほどけると、内臓も骨も血管も神経も、圧迫から解放されます。経絡のねじれも正されて、臓器はあるべき位置に戻り、正常な機能を取り戻します。また血流が良くなるので、脳にも酸素が十分供給されるようになり、脳の酸欠も解消します。それによって呼吸の苦しさがなくなれば、パニック発作を起こすこともなくなるでしょう。さらに、自律神経の流れも良くなります。

自律神経は、交感神経と副交感神経という二つの神経で成り立っています。交感神経は体を覚醒させる神経、副交感神経はリラックスさせる神経で、活動的な日中は交感神経が、眠りにつく夜間は副交感神経が優位になります。

交感神経も副交感神経も、背骨に沿うようにあります。ですから、体がねじれると背骨もねじれ、そのねじれによって自律神経が圧迫されます。すると自律神経のバランスが崩れて、体のリズムが狂ってきます。それによって起きるのが、自律神経失調症です。

自律神経は呼吸と深い関係があり、私は、自律神経イコール呼吸だと思っています。強いストレスなどで気持ちが高ぶっていたり、緊張したり、イライラしていると、交感神経も緊張します。すると、呼吸が浅くなって深い息を吸えなくなったり、息を止めたりしてしまうこともあります。患者さんを見ていると、こういう状態のあとに、パニック発作を起こすことがよくあります。これも、筋肉がねじれ、体が硬直して、脳に酸素が入っていかないからです。

反対に、心身がリラックスして、ゆったりした気分のときは、副交感神経が優位になって深い呼吸ができます。副交感神経の中枢は脳の奥の脳幹にありますから、深い呼吸をして脳にたくさん酸素を送ることは、副交感神経を正常に働かせるためにも、必要なことです。

呼吸を整えるには、体をまっすぐにして自律神経の通りを良くし、交感神経と副交感神経がバランス良く働くようにすることです。そうすれば、いつも安定した呼吸ができるようになり、脳も落ち着いてくれるでしょう。パニック障害だけでなく、うつや不安障害、依存症など、心の病気を予防するためにも、自律神経の安定は必要です。

体のねじれを治せば内臓疾患もケガも改善

体のねじれがさまざまな不調の原因になることは、これまでの話から理解していただけたと思いますが、ここでパニック障害以外の患者さんの例をご紹介しましょう。いずれも最近当院に来られて、印象に残った患者さんたちです。そのなかには、明らかに脳が酸欠状態になっている方もいらっしゃいます。

◉末期の糖尿病でも合併症が起きないGさん

Gさん（70代女性）は37年前から糖尿病を患っており、私のところに来られたときはすでにインスリンを打っていました。Gさんの糖尿病は遺伝性なのか、ご両親もご兄弟も糖尿病で、ご兄弟はみんな合併症を発症されているということでした。

Gさんの糖尿病もかなり悪化していましたが、まだ一つも合併症が出ておらず、目も腎臓も悪くなっていません。「これだけ糖尿病が進行してインスリンも打っているのに、合併症が出ないのは、不思議やなぁ」と、病院に行くたびに主治医から言われるそうです。先日も私のところに施術に来られて、「また、医者から褒められました。これも先生のおかげや。ありがとう」と、改めてお礼を言われました。

●手術の後遺症を克服したYさん

そのGさんの姪ごさんであるYさん（40代女性）は子宮筋腫で、子宮を切除する手術をされています。ところが、その手術のときの麻酔と薬がきつかったようで、手術後、厳しい後遺症が出るようになりました。体が強く硬直して、うまく歩けなくなってしまったのです。それ以来、両腕に歩行用の杖をはめて歩いています。

また、頭痛や腹痛もひどく、痛みが出ると七転八倒の苦しみだそうです。便も硬くなって、出づらいそうです。

手術は、注意が必要です。手術で病巣を切除し、取った部分を縫合すると、皮膚や筋肉が引っ張られてひきつれを起こします。それが、体のねじれの原因になって、いろいろな症状が出てくることがあります。いわば手術の後遺症ですが、Yさんの腹痛や頭痛や歩行困難も、それが原因で起きていると考えられます。

手術での切除や縫合は、病気を治すために仕方ないことではありますが、切る場所や切り方によってひきつれの状態も変わります。ですから医師にも、手術痕による体のねじれや、それによって起きる症状のことを知っていただきたいと思っています。

話が横道にそれましたが、初めて来られたときのYさんは、顔のゆがみが強く、左右のあごが全然合っていませんでした。Yさんはそのゆがみを治さないとまっすぐ歩けないので、来られたら必ず、顔をまっすぐにする施術を行います。ただ、1週間もするとゆがみがもとに戻ってしまうので、最低でも2週間に一度は施術に来ていただいています。

Yさんは体のねじれもきつく、普通の方より長く施術しないとなかなか緊張がほぐれませんでした。緊張がほぐれると頭痛もパニックも起きないのですが、そこまで改善するのに、けっこう通っていただきました。

病院の薬もいろいろ替わったようですが、現在は漢方薬を服用し、痛み止めのパッチ薬を貼っています。パッチ薬は、最初の頃に比べるとだいぶ少なくなりました。痛みがあっても、「先生のところに来ると楽になります」とおっしゃって、がんばって通っていただいています。顔のゆがみはだいぶ取れて、穏やかな表情になりました。

Yさんは歩くのは大変なので、ご自分で車を運転して来られていますが、仕事にも復職され、日常を取り戻しています。

◎長年の関節リウマチでも痛みも変形もないOさん

Oさん（40代女性）も、不思議な方です。20年くらい前から私のところに来ていただいていますが、その頃は手も足も痛みがひどくて、ひざはガクガクして水がたまり、足首も安定しませんでした。歩くのもやっとの状態です。

そのときからずっと、リウマチ専門病院で治療を受けておられますが、バランシングタッチ療法を受けるようになってから年々痛みが軽くなってきて、いまは一人でどこにでも外出できるようになりました。

Oさんは、検査のたびにリウマチ反応が出るのですが、痛みも変形もなく安定しています。ですから、主治医も「不思議やなぁ、こんなに不思議な人はいないねぇ」と、首をひねっておられるそうです。

リウマチは新しい薬がどんどん出ているので、普通はお薬も替わっていくのですが、Oさんはいまも、最初に処方されたお薬を飲んでいます。その量もすごく減ってきているそうです。

またOさんは、よく口の中に水泡ができていました。慢性リウマチは自己免疫疾患ですから、この水泡も自己免疫疾患の「天疱瘡」かもしれません。その場合はステロイド剤や免疫抑制剤などの内服治療が必要ですが、Oさんは口内炎用の塗り薬で治ってしまいました。おそらく、顔のゆがみが取れて唾液がよく出るようになり、自己治癒力が上がったからだと思います。このことも、病院の先生には、「不思議なこと」の一つのようです.

関節リウマチの場合、関節を取り巻いている手足の筋肉やスジを伸ばしてねじれをほどいたあと、臓器と体をまっすぐにして、骨や筋肉を整えると、関節が変形しなくなり、炎症もおさまってきます。Oさんが長年痛みや変形がないのは、縦割りでねじれをほどいているからです。

●流れに逆らった施術で症状が悪化したFさん親子

マッサージ師をされているFさん（40代男性）が、お父さまを連れて来院されたのは去年のいま頃でした。「父はお腹が痛くて椅子に座ることもできない。医者に連れて行っても原因がわからず、どうにもならない」という、Fさんの話でした。

お父さまを見させていただくと、潰瘍性大腸炎ではないのですが、腸に炎症がありました。腸が前に出てきて、炎症を起こしているのです。お父さまの体は、股関節が内向きについている内反足でしたが、男性なので普段外股で歩いていたのでしょう。それで腸や膀胱が押されて、前に出てしまうのです。

そのため、腸の働きが悪くなって下痢と便秘を交互にくり返したり、お腹が痛くなったりします。内反足の人は太ももが内側に閉じやすいので、その流れに逆らわずに内股気味で歩けば、本来ならお腹の痛みも出なかったと思います。

また、さらに悪かったのは、Ｆさんがお父さまの腹痛を治そうとして、あちこちさわったことです。体がゆがんだ状態で押したりもんだりすると、よけいゆがみがひどくなって症状が悪化します。とくに首がゆがんだまま首のうしろをもむと、酸素が上がらなくなって、脳が酸素不足になります。

お父さまは顔色も悪いし、お腹の痛みもわからないくらい意識がボーッとしていました。明らかに、脳が酸欠の症状です。

ところが、私の施術を受けるうちにお父さまの顔色がどんどん良くなってきて、お腹の痛みや体のしんどさがわかるようになってきました。ねじれが取れて、酸素が脳に上がり、意識がしっかりしてきたのです。

また呼吸も浅かったですが、体の動きが鈍いので、若い人のようにパニック発作を起こすようなことはありませんでした。でも、ご本人は息が苦しかったと思います。だから、どんどん元気がなくなってしまったのでしょう。

●手術痕による体のねじれで交通事故を起こしたUさん

Uさん（30代女性）は交通事故を起こして、ムチ打ちの症状で来られた方です。前に車があるのに気づいて、あわてて車を止めようとしたけれど時すでに遅しで、気がついたらバーンと当たってしまったそうです。

昔Uさんは甲状腺の病気で、4回も手術を受けられています。首の部分を切って縫合する手術ですが、きつく縫ってあると強いひきつれが起きます。Uさんもそのひきつれが痛くてしょうがないと、おっしゃっていました。

先にもお話ししましたが、こうした手術による傷痕は、体のゆがみやねじれをひどくします。とくに首は頭に近いので、脳への影響も大きくなります。

事故を起こしたとき、Uさんはおそらく、首のスジが引っ張られて緊張し、脳にうまく酸素が上がっていなかったのでしょう。それでボーッとされていたのだと思います。前の車にぶつかりそうになって、とっさにブレーキを踏もうと思ったのでしょうが、体が緊張し、力が入りすぎてハンドルを強く握りしめてしまい、踏む前にぶつかってしまったのでしょう。

でも、バランシングタッチ療法で手術痕のひきつれを緩和して、周囲の筋肉を緩めたり、体の流れを自然の流れに沿わせたりしてやると、ひきつれによるねじれも取れて、体がまっすぐになっていきます。ねじれが取れれば、むち打ちによる体の痛みも良くなっていきます。

素人療法は禁物、症状が悪化することも

バランシングタッチ療法の考え方は、とてもシンプルです。筋肉のねじれを取って、縦に経絡の路を通す。基本は、これだけです。私の施術は、頭や手足の先をいじったり、頭や脇の下を軽くさわったりするだけの、はたから見ると、とても簡単そうに見える施術です。強く押したりもんだりすることはありませんし、骨格を動かすようなこともないので、力もいりません。

あるとき、こんなことがありました。

リウマチの治療で来られた患者さんに施術していると、整体の知識のあるご主人が見てらして、「そんなに簡単なら、わしがしてやる」とおっしゃり、自宅で私の施術を真似して、奥さまにされたそうです。

すると、痛みがどんどん強くなって、奥さまはそのまま動けなくなってしまいました。「なんとかしてほしい」とすぐに私のところにSOSが来ました。私の施術がいくら簡単そうに見えても、そんなに簡単に真似できるものではないのです。

バランシングタッチ療法で大事なのは、まず、診断です。肩関節や股関節のつき方、筋肉の流れ方、手や足の流れのクセを、正確に見極めなければなりません。これを間違えると、効果がないどころか、体を壊してしまうこともあります。

また、私が調整しているのは、体の中を通っている、目に見えない経絡のねじれです。その経絡のねじれをほどいて、臓器を正しい位置に移動させることが施術の目的です。しかもそれを、手足の指という、末端からの遠隔操作でするのです。これを正確にするには、長年の経験と知識が必要で、そこが私の腕の見せどころなのです。

一見簡単そうに見えますが、そんなに簡単なものではないのです。ですから、ぜったいに真似しないでいただきたいのです。とくに、先ほどのリウマチの患者さんのご主人のように、中途半端に知識を持ってらっしゃる方に真似をされると、治るどころかよけいねじれがひどくなって、それを修正するのも大変になります。

また、「弟子にしてほしい」とか、「講座を開いて施術を教えてほしい」と言われることもあります。以前はバランシングタッチ療法教室のようなものを開こうかと考えたこともありましたが、やめました。私のやり方や見立てが正しく伝わらなくて、事故を起こしたりしたら大変だからです。

体に不調があって来られる患者さんは、体が中からねじれています。しかも、複雑にねじれています。そういうお体にさわらせていただくには、より慎重さが求められるのです。これは、軽々にできることではありません。

ですが、これだけはいえます。体のねじれがほぐれれば、多くの不調や病気が改善していく可能性があります。メンタルな病気の原因である脳の酸欠も解消して、たくさん息を吸える健康な体に戻れます。ですから、私はこの療法をとても大切に思っていますし、多くの方に知っていただきたいと思っています。

なお、体のねじれは、自然の流れに逆らった体の使い方が原因です。それは、生活習慣でもありますから、ご自分でその生活習慣を変える努力も必要です。そうやって体のクセを変えていかないと、いくら施術をしても、ねじれが戻ってしまいます。

最後の章は、ねじれを防ぎ、体の治癒力を高めるセルフケアをご紹介します。

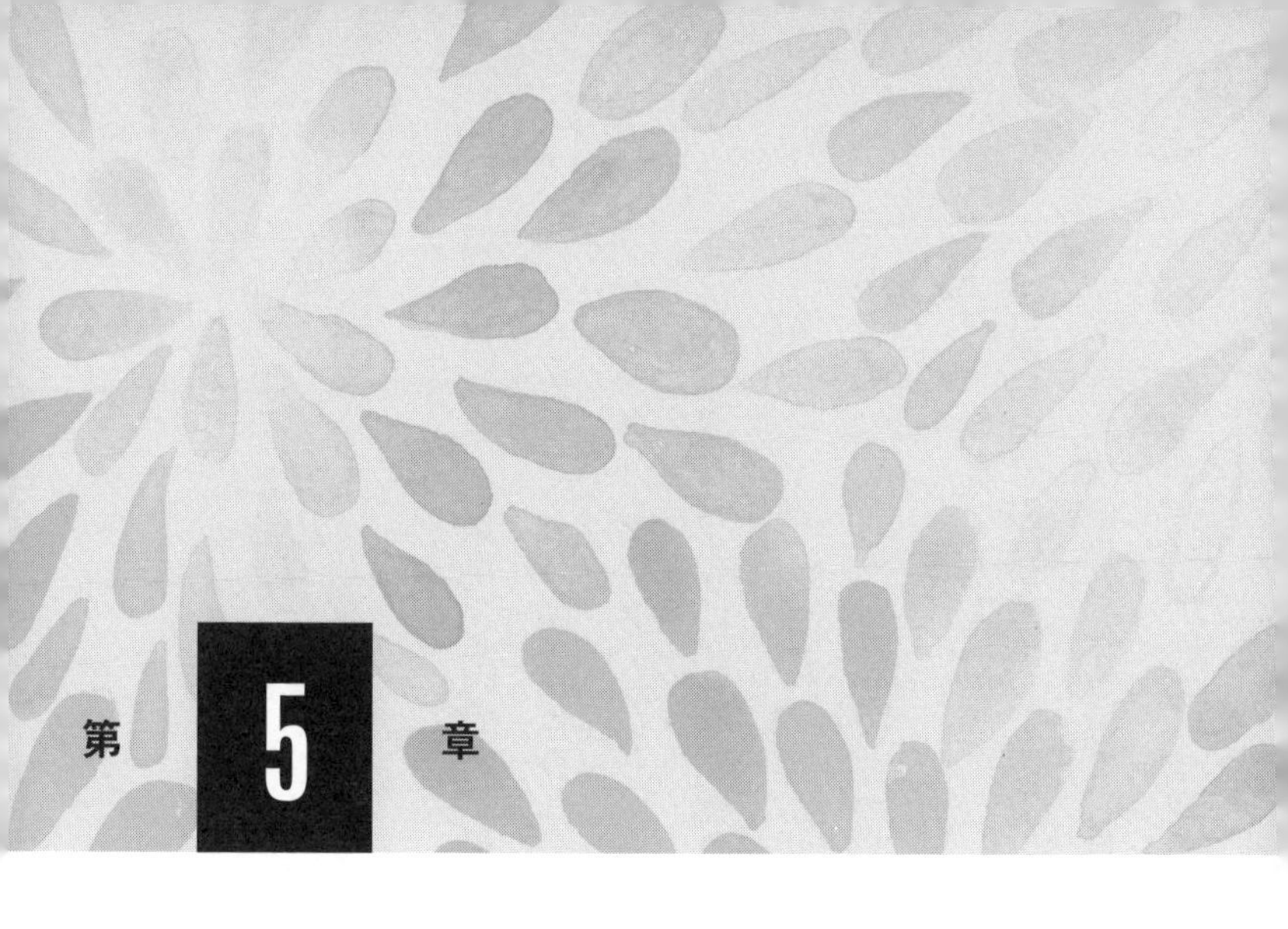

第 5 章

体のねじれを取り、酸素を増やすセルフケア

セルフチェックしてみましょう

パニック障害の原因である脳の酸欠は、体のねじれによって起きます。ところが、人の体のねじれやゆがみはわかっても、自分の体がねじれているかどうかは、自分ではなかなかわからないものです。しかし、ねじれの原因となる体のクセは、必ず日常生活のなかに隠れています。それをチェックして、一日も早く体のねじれを見つけましょう。ねじれは、早く気がついて対処すれば、戻りも早くなります。ですから、なるべく早く見つけることが大事です。

①鏡に自分の姿を写してみる

できれば全身が映る鏡で、自分の姿をチェックしてみましょう。顔や姿勢が左右対称かどうか、チェックします。

・顔のチェックポイント…眉の形、目の位置、目の大きさ、耳の位置、唇の形が左右対称か、位置が平行か、チェックします。

・姿勢のチェックポイント…両足を揃え、肩から力を抜いて立ちます。顔が左右に傾いていないか、両肩は平行か、両腕の長さは同じか、腰の高さが左右平行か、チェックします。

②免許証などの証明書写真を見る

証明書の写真は、顔をまっすぐにして、正面を見て写します。あなたの免許証の写真や証明書の写真の顔は、左右どちらかに傾いていないでしょうか。

③歩き方をチェック

歩いているとき、だんだん曲がって歩いているようなことはありませんか。一度、歩道にラインが引いてあるところや、タイル舗装してあるようなところを歩いてみましょう。自分ではまっすぐ歩いているつもりなのに、ラインからどんどん離れていくようなら、要注意。

④自転車の乗り方をチェック

自転車に乗っているとき、自分では体をまっすぐ立てて自転車をこいでいるつもりでも、体が右か左に傾いていることがあります。自分ではわからないので、誰かに見てもらってください。体が傾いていると、自転車が転びやすくなります。

⑤駐車の仕方をチェック

車の運転では、バックで駐車場に停めるときがポイントです。若いときはまっすぐ入れられたのに、歳をとるとともに曲がってしまうようになった――こんなことがあれば、それはねじれのサインのひとつです。

ちなみに、なぜこのようなことが起きるかといえば、その人の体のねじれが蓄積した結果です。たとえば、片方の目で見るクセがあったり、若い頃のような筋肉のしなやかさがなくなってしまったりといったことが、体にねじれを蓄積させるのです。

体のねじれのセルフチェック

鏡や写真にうつった顔をチェック

歩き方をチェック

自転車の乗り方をチェック

バック駐車のチェック

日常生活での悪いクセをやめましょう

体は日常生活での体の使い方やクセ、姿勢などで、少しずつねじれていきます。体をひねる姿勢、体の片側だけを使うクセ、足組みや片座りなどの習慣があると、ねじれはどんどんひどくなっていきます。まず、そういう悪い習慣を改めましょう。基本は、動作の左右差をなくし、両手、両足をなるべく均等に使うことです。

次のようなことに、気をつけてください。

①片側だけを使うクセ

・利き目ばかり使わない…どうしても視力の良いほうの利き目で見てしまいますが、見るものを顔の正面に持ってきて、なるべく両目でまっすぐ見るようにしましょう。また、反対側の目の「見ようとする力」を呼び覚ますために、5～10分ほど利き目に眼帯をして、反対側の目で見る訓練をすると、目の機能が蘇ってきます。

・**片噛みをしない**…片方の側でばかり噛んでいると、あごの筋肉が偏って発達し、顎関節がずれたり、頭蓋骨がねじれたりしてきます。歯が悪かったり、抜けていたりすると片噛みになりやすいので、その場合はまず歯の治療をして、両方の歯を使えるようにしてください。

・**頬杖や手枕、ひじ枕をしない**…あごがずれたり、首が傾く原因になったりします。手枕やひじ枕の場合は、それに加えて左右の腕の筋肉のバランスが崩れ、体がねじれる原因になります。

・**片方の肩ばかりにショルダーバッグやカバンをかけない**…片側にばかりバッグをかけていると、バッグをかけている側の肩が上がり、腰は逆に下がってきます。長年こういうクセを続けていると、その状態で肩や背中の筋肉が固まってしまいます。

望ましいのは、リュックサックのように、両肩でかけられるバッグに替えることです。それがむずかしいようなら、10分おきくらいに、バッグをかける肩を替えます。

・**片方の手で荷物を持たない**…重い荷物を片方の手で長く持つのも良くありません。複数の荷物があるときは、均等の重さになるように分けて、両手に持ちましょう。荷物が一つのときは、左右の手に交互に持つようにします。

②立ち方、座り方、姿勢

・**足を組まない**…足を組む習慣があると、骨盤がずれて足の長さが違ってきます。また、上半身と下半身が逆回りになり、体がねじれる原因になります。ですから、椅子に腰掛けたら、とにかく足は組まないことです。椅子の正しい座り方は、座面の奥まで深く腰掛け、両足を心持ち開き、正面を向いて座ります。両手を軽く太ももの上に置くと、背筋が伸びて自然に姿勢が良くなります。

・**片座りをしない**…片座りも同じで、同じ側に横座りしていると、骨盤がずれ、体もねじれてきます。

・**片足に重心をかけて立たない**…立っているとき、どちらかの足を軸足にして重心をかけると、骨盤がゆがみ、肩も曲がってきます。立っているときは、両足を軽く開き、左右の足に均等に体重をかけます。

・**ねじった姿勢で机に向かわない**…パソコンに対して体を斜めに向けてパソコン操作などをすると、必ず体がねじれてきます。机には正面を向いて座り、正面を向いた姿勢で作業を行いましょう。また、自分の体に合った高さの椅子と机を使うことも大事です。

・**猫背になって座らない**…体のねじれを引き起こすというよりは、姿勢そのものが脳の酸欠を招きかねません。座るとき猫背になると、下あごが連動して前に出る形になってしまいます。すると、首の後ろが詰まり、さらにポカン口になって口呼吸となってしまいます。その結果、脳の血流が悪くなるのです。

ねじれを予防する体操をしましょう

体のねじれを予防するには、まずねじれの原因となる悪い生活習慣を改めることが第一です。そのうえで、ねじれを予防する体操をします。体がねじれたままで体操を行うと、ねじれがよけいひどくなって、体に痛みが出たりしますから、必ずねじれを一度ほどいてから、行ってください。ここでご紹介する体操を習慣的に行うことで、ゆがみやねじれのない状態を維持することができます。

①目の体操

加齢とともに目のまわりの筋肉が衰えて、目が動かしにくくなります。それに加えて、利き目ばかり使っていると、利き目の眼球が正面に寄るようになって、外側に向きにくくなります。こうして目のまわりの筋肉が弱ったり、眼球を動かしにくくなると、目の機能が衰えたり、左右差がひどくなってきます。そこで目を動かして、普段動かすことの少ない目の筋肉を鍛えます。

- **顔は動かさず、目に力を入れて、右、上、左、下の順に眼球をギューッと動かします。**
- **同様に、眼球を右回り、左回りにゆっくり回します。**

これを10回行います。

体が温まっている入浴中や、お風呂から上がったときにすると効果的です。毎日続けるうちに目が動かしやすくなって、視野が広がります。

②ベロ体操

舌を動かすことで、口の中や口のまわりの筋肉が鍛えられ、口がしっかり閉じられるようになります。また、顔つきもしっかりしてきます。

・口の中で舌を左右に動かす。

・舌を丸める。

・歯の内側に沿って、舌を回す。右回り、左回りを交互に行う。

これを1分でも2分でもいいですから、気がついたときにしてください。

③あいうえお体操

これは体操ではありませんが、口の筋肉が鍛えられて口がしっかり閉じられるようになり、口呼吸の防止になります。また、滑舌も良くなります。鏡を見ながら行うと、効果的です。

・舌を下の前歯の後ろに置く。

・口をなるべく大きく開けて、あー、いー、うー、えー、おー、と息を吐きながら声に出して言う。

かきくけこ、さしすせそ、たちつてと……と、同じようにくり返します。

ポイントは、顔をまっすぐ立てて行うこと。それによって、顔のゆがみも予防できます。

④ペンギン体操(肩回し)

肩を回して肩甲骨のコリを取り、肩の緊張を和らげる体操です。肩こりに抜群の効果があります。右利き、左利きでやり方が違いますが、ここではいちばん問題の多い「隠れ左利き」の人のための肩回しをご紹介します。

・手のひらを内側に向けて立ち、両肩を前に回す。

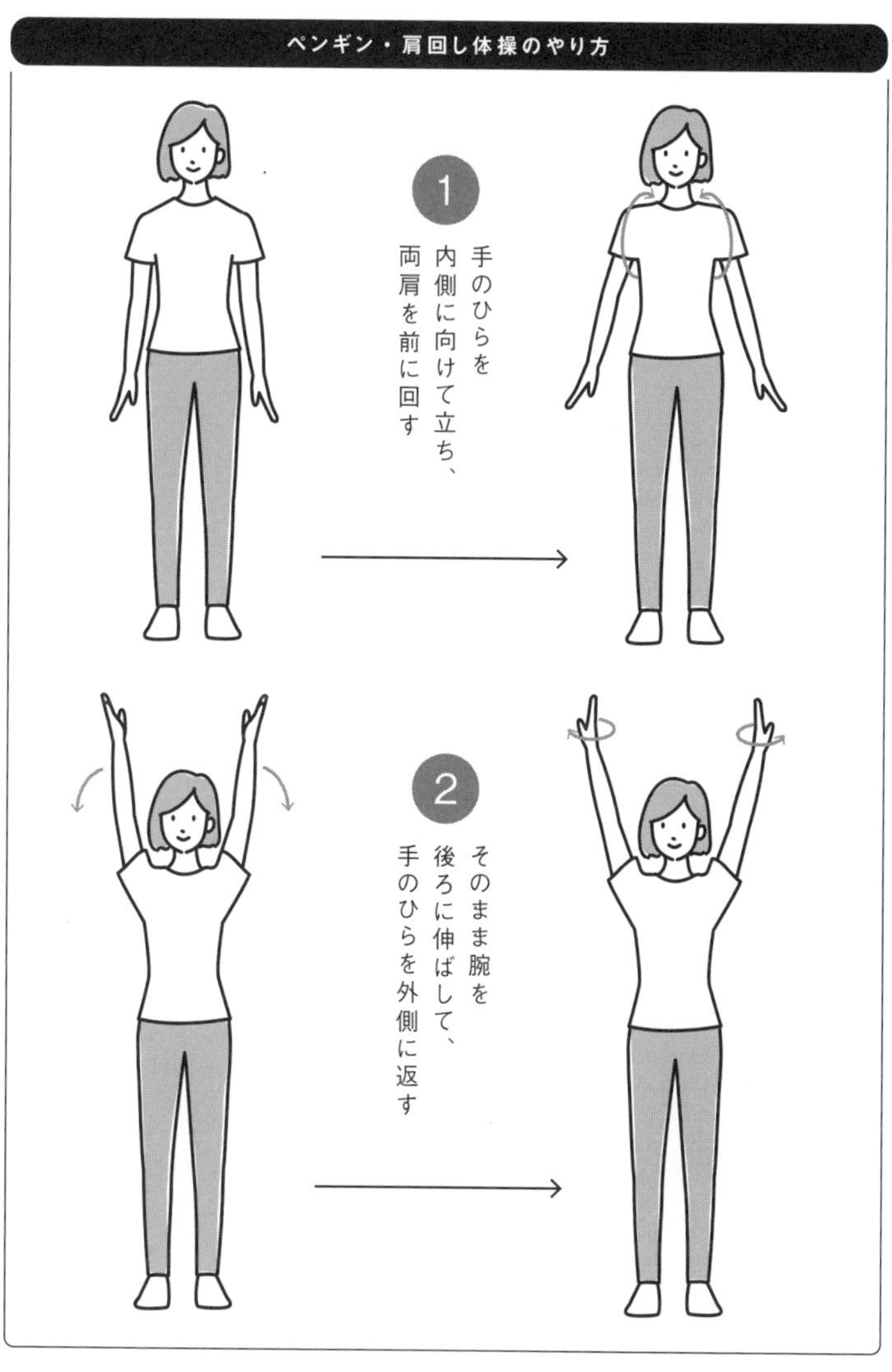
ペンギン・肩回し体操のやり方
1
手のひらを
内側に向けて立ち、
両肩を前に回す
2
そのまま腕を
後ろに伸ばして、
手のひらを外側に返す

・そのまま腕を後ろに伸ばして、手のひらを外側に返す。

これを10回します。

この体操は手のひらを外側に返すことが大事です。それによって、肩甲骨の緊張がほぐれます。

⑤大笑い

お風呂に入っているときに、声を出して大笑いします。笑うと自然に腹式呼吸ができて空気がたくさん取り込めますし、笑うことで免疫細胞が活性化され、免疫力が上がります。

いずれも、とても簡単な体操です。気がついたとき、時間があるときに、テレビを見ながらでもいいですから何度もするといいでしょう。どれも、続けることが大事です。

酸素(鉄)を増やす食事を心がけましょう

普段のちょっとした動作のクセを見直したり、簡単な体操をすることで、パニック障害を引き起こす体のねじれやゆがみを改善したり、予防できる——そんな方法を知っただけでも、少し気持ちが楽になりませんか。さっそく実践してみてください。

でも、もうひとつ忘れてはならない重要なポイントがあります。それは、「食事」です。

本書で繰り返しお話ししてきた通り、パニック障害は脳が酸欠になって起きるものです。脳の酸欠とは、すなわち貧血状態のことです。酸素は赤血球によって、脳をはじめ、全身の隅々に運ばれていきますが、その働きを担っているのは、赤血球に含まれる血色素・ヘモグロビンです。健康診断などでご存じのことと思いますが、その量を示すヘモグロビン値が低下すると、貧血と診断されます。

じつはこのヘモグロビン、名前の通り、鉄（ヘム）とたんぱく質の一種・グロビンの二つの成分からできているそうです。ですから、鉄が不足すると、酸素を運ぶヘモグロビンが生成されにくくなり、結果、貧血を起こしやすくなるというわけです。貧血は、当然、脳の酸欠に直結します。

神経科の病気の治療に食事療法を取り入れて、実績をあげている先生がいらっしゃいます。医学博士で心療内科医の藤川徳美先生です。先生は、そのご著書『うつ・パニックは「鉄」不足が原因だった』（光文社新書）の中で、「高たんぱく・低糖質食＋鉄剤」療法を患者さんに勧め、最終的には鉄剤の投与だけで、うつやパニック障害の患者さんを完治に導いていることを明らかにされています。すごいですね。

でも、なぜ鉄剤なのでしょうか。藤川先生は、次のように書いていらっしゃいます。

まず、心を安定させるセロトニンや、やる気を促すノルアドレナリン、快楽ホルモンといわれるドーパミンなどの神経伝達物質が脳内でつくり出される際、鉄が大きな役割を担っていること。したがってそれが不足すると、うつやパニック障害の症状を引き起こすことがあるのです。

同時に、前述の通り、鉄が欠乏するとヘモグロビンが不足し、貧血を起こします。そのことも、うつやパニック障害が起きる重要なポイントだと指摘されています。

さらに、隠れ貧血（潜在的鉄欠乏）の存在も、問題点として挙げておられます。先ほどもお話ししたように、貧血は通常、ヘモグロビン値で診断されます。ところが、ヘモグロビン値には異常がないのに、鉄不足が起きていることがあるのです。詳しいことは省きますが、藤川先生はフェリチン（貯蔵鉄）の枯渇を指摘されています。

貧血があると、気づかないうちにさまざまな病気を抱え込んでしまう。本当に怖いですね。

いずれにしても、私たちは鉄を十分に摂る必要があります。特に若い女性は鉄が失われやすいので、気をつけてください。

その鉄を摂る方法として、食事がとても大切になってきます。

鉄には、動物性のへム鉄と植物性の非へム鉄があります。次ページの一覧表にまとめておきましたが、へム鉄を含む食品としては豚や鶏、牛のレバー、うるめいわし、マグロなどがあり、非へム鉄を含む食品としては小松菜、ほうれん草、枝豆などがあ

鉄を多く含む食品

ヘム鉄（動物性／肉・魚・レバー）

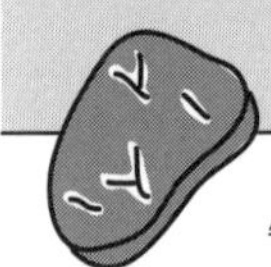

牛もも肉　豚レバー　鶏レバー　あさり　かつお
マグロ　うるめいわし　煮干し

非ヘム鉄（植物性／野菜・海藻・大豆）

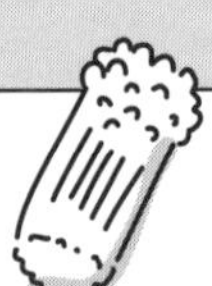

小松菜　切り干し大根　ほうれん草　ひじき
枝豆　納豆　きくらげ　えのきだけ

ります。

吸収率がいいのはヘム鉄ですが、非ヘム鉄もビタミンと一緒に摂れば吸収率がアップするといいます。両方を一緒に、バランスよく摂ることが大切なようですね。

動作の小さなクセの見直しや簡単な体操、そして鉄を含んだ食事――こうしたご自身のちょっとした気づかいで脳にいっぱい酸素を取り入れて、パニック障害なんて吹き飛ばしてしまいましょう。

おわりに

本書をこの「おわりに」で締めくくろうと思っていた矢先、Nさんという三人のお子さんがいる37歳の女性からメールをいただきました。

Nさんは半年ほど前から、ひどい動悸と呼吸の乱れに悩んでおられるとのこと。あまりの苦しさに、救急車で病院に運ばれたこともあったそうですが、原因はわからずじまい。家事も思うにまかせず、お子さんに心配をかけるばかりで、「とても悲しいです。前のように家事や育児がしたいです」と切実な思いを訴えてこられました。

このメールを読んで、私は「体のねじれによるパニック障害ではないか」と直感しました。理由は、いくつかあります。

たとえば、ぜんそくがあるとのこと。ぜんそく持ちの方には、本文で詳述した体のねじれを大きくする「隠れ左利き」が多いのです。また、ぜんそくや子育てで、まめに通院できないため、自己流の体操をしているとも書いておられます。これが体のねじれの原因になっている可能性も否定できません。そしてもうひとつ、「胸の中がカチカチという感じです」と訴えておられる点です。きっと胸が硬くなって、十分な呼吸ができていない。その結果、脳も酸欠状態になっているのではないかと推測できます。

本文でも、患者さんの生の声を基にさまざまなケースをご紹介してきましたが、このNさんのように、思わぬことが「脳の酸欠」を招き、それが「パニック障害」につながっていることをご理解いただけたのではないでしょうか。

正しい原因を知り、正しい対応をする――これこそが、パニック障害というほんとうに苦しい状況から患者さんを救う早道だと思います。ちなみにNさんも、私がメールでアドバイスした「隠れ左利き」のセルフケア運動などを実践してみて、「状態がだいぶ良くなりました」と、あらためてメールで知らせてくれました。なんて嬉しいことなのでしょうか。

最後に、私自身のことを少し書かせてください。

私は、40歳のときに開業して以来、ほぼ休みなく、朝の8時からときには深夜まで、毎日患者さんの施術にあたってきました。それでも、疲れたり、しんどいと思ったりしたことは一度もありません。

不調に苦しむ方を一人でも多く、一時間でも早くらくにしてさしあげたい。そんな思いで施術しているうちに、気がついたら、患者さんたちが健康になられることが私の生きがいになっていました。

「働くということは、端（はた）の者をらくにすることよ」

子どもの頃、母からよく聞かされた言葉です。

その言葉どおり、母は家族やまわりの人たちのために、朝早くから夜遅くまで、身を粉にして働いていました。その母の姿や言葉が、私の中に刷り込まれているのかもしれません。私も、患者さんや私のまわりにいる人たちがらくになってくれるなら、喜んで働きたいと思っています。

この仕事は、私にとって天職のように思えます。そういう仕事にめぐり合えたことは、ほんとうに幸せでした。

そのきっかけを作ってくれたのは、幼い頃から親しんできた武道でした。

私は7人きょうだいの末っ子で、兄たちはみな、柔道をしていました。私も兄たちに倣って柔道をしたかったのですが、当時、女性の柔道によい先生が見つからなかったため、やむなく空手の道場に通うようになりました。

その後、私は空手道にのめり込んで行き、また、後進の指導もするようになりました。

その経験のなかで、困ったことがありました。武道に骨折や捻挫などのケガはつきものですが、そうしたケガが一般の治療ではなかなか治らないのです。

整形外科も、整体やマッサージも、患部に直接さわったり、電気や湿布を当てたりする治療が中心です。それはどこか違うという、漠然とした違和感を持つようになったのです。

そんなことがあって、私は整体や東洋医学の勉強を始めるようになりました。

折も折、その頃、夫が突然の心臓発作で急死するという、思ってもみない不幸に見舞われました。結婚して5年目、私が29歳のときです。

幼い子どもを二人抱えて、私は茫然自失の状態でしたが、ここで立ち止まっているわけにはいきません。

そのとき私の心を支えてくれたのは、「克己（己に克つ）」という武道の精神そのものでした。

これまで、何度もこの言葉に助けられてきましたが、このときほど救われたことはありません。

私は気持ちを強く持ち、治療家になるという新しい自立の道を目指して、東洋医学を本格的に勉強するようになりました。そして周囲の人たちに施術して、経験を積んでいきました。

最初は思うように結果を出せず、何度も壁にぶつかりました。でも、その後「股動法」という、股関節を重視する整体法と出合い、体の動きや生活習慣から体のゆがみが生まれることを知って、現在のバランシングタッチ療法の土台を作ることができました。

その前後のことは本文にも書きましたが、いま振り返れば、母の言葉も、武道にいそしんだ経験も、夫を亡くしたときの言葉に言い尽くせない悲しみや絶望感も、すべて、いまの私の栄養になっていると思います。それらの経験があったからいまの私があり、バランシングタッチ療法がある。そう思うと、すべてのことに感謝の気持ちしかありません。

本書を書くにあたって、患者さんから率直なご意見をたくさんお聞きできました。これも、とても嬉しいことでした。

患者さんは私にとって先生であり、教科書です。いつも私に、どこにも書いてないような新しいことを気づかせてくれます。その気づきの蓄積のなかから新しい発見が生まれ、バランシングタッチ療法が進化してきました。この療法は、患者さんと一緒に育てた宝ものです。

バランシングタッチ療法が求められている限り、そして少しでもみなさんにご恩返しするために、もう少しこの仕事を続けていこうと思っています。

著者

パニック障害は「脳の酸欠」が原因だった

2020年 7月15日 初版第1刷

著　者――――――――――滝本久栄
発行者――――――――――坂本桂一
発行所――――――――――現代書林
〒162-0053 東京都新宿区原町3-61 桂ビル
TEL／代表 03(3205)8384
振替00140-7-42905
http://www.gendaishorin.co.jp/

ブックデザイン＋DTP――吉崎広明（ベルソグラフィック）
本文イラスト――――――にしだきょうこ（ベルソグラフィック）
カバーイラスト―――――Chittanun Luangrangwech/shutterstock

印刷・製本 広研印刷㈱
乱丁・落丁本はお取り替えいたします。
定価はカバーに表示してあります。

ISBN978-4-7745-1866-4 C0047

現代書林の好評既刊本

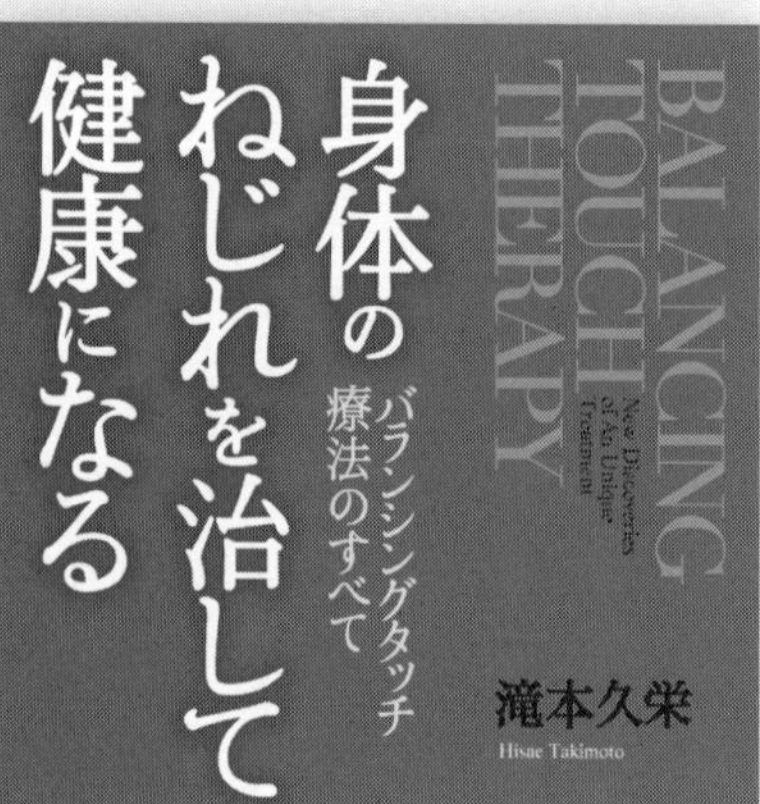

身体のねじれを治して健康になる

バランシングタッチ療法のすべて

世界的に著名なアンドルー・ワイル博士が施術を受け、名付け親になったホリスティック・セラピーを大公開――。

滝本久栄・著

四六判／192ページ
定価：本体1300円（税別）

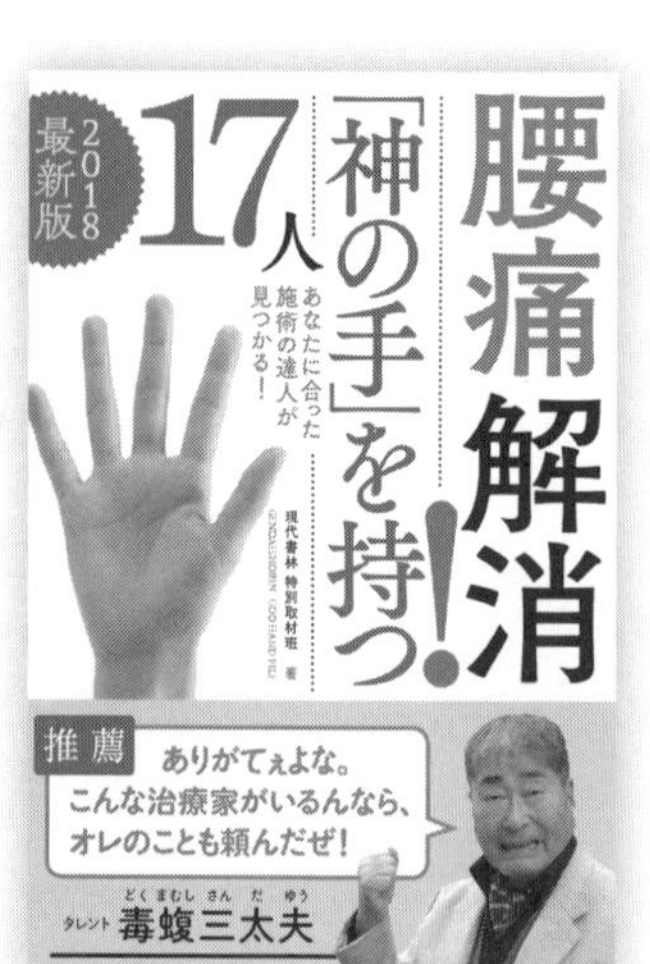

腰痛解消！「神の手」を持つ17人

あなたに合った施術の達人が見つかる！

2018最新版

現代書林特別取材班・著

A5判／288ページ
定価：本体1500円（税別）